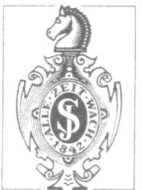

Arrhythmie-Kompendium II

Fragen – Antworten

Zusammengestellt
und bearbeitet von F. Sesto

Mit 29 Abbildungen

Springer-Verlag Berlin Heidelberg GmbH
1984

Dr. med. Fred Sesto
Otto-Beck-Str. 14
6800 Mannheim 1

ISBN 978-3-540-12813-7   ISBN 978-3-662-11172-7 (eBook)
DOI 10.1007/978-3-662-11172-7

CIP-Kurztitelaufnahme der Deutschen Bibliothek

Sesto, Fred: Arrhythmie-Kompendium : Fragen – Antworten / zsgest. u. bearb. von F. Sesto. –
Berlin ; Heidelberg ; New York ; Tokyo : Springer
2 (1984).

ISBN 978-3-540-12813-7

Das Werk ist urheberrechtlich geschützt. Die dadurch begründeten Rechte, insbesondere die der Übersetzung, des Nachdruckes, der Entnahme von Abbildungen, der Funksendung, der Wiedergabe auf photomechanischem oder ähnlichem Wege und der Speicherung in Datenverarbeitungsanlagen bleiben, auch bei nur auszugsweiser Verwertung, vorbehalten. Die Vergütungsansprüche des § 54, Abs. 2 UrhG werden durch die „Verwertungsgesellschaft Wort", München, wahrgenommen.

© by Springer-Verlag Berlin Heidelberg 1984
Ursprünglich erschienen bei Springer-Verlag Berlin Heidelberg New York Tokyo 1984

Die Wiedergabe von Gebrauchsnamen, Handelsnamen, Warenbezeichnungen usw. in diesem Werk berechtigt auch ohne besondere Kennzeichnung nicht zu der Annahme, daß solche Namen im Sinne der Warenzeichen- und Markenschutz-Gesetzgebung als frei zu betrachten wären und daher von jedermann benutzt werden dürften.

Produkthaftung: Für Angaben über Dosierungsanweisungen und Applikationsformen kann vom Verlag keine Gewähr übernommen werden. Derartige Angaben müssen vom jeweiligen Anwender im Einzelfall anhand anderer Literaturstellen auf ihre Richtigkeit überprüft werden.

Satz- und Bindearbeiten: G. Appl, Wemding,
2119/3140-543210

Zum Geleit

Die Zahl der an Erkrankungen des Herz-Kreislaufsystems Verstorbenen stieg nach der Todesursachenstatistik der Bundesrepublik Deutschland in den vergangenen 30 Jahren von 39% auf 49% an. Dieser Anstieg ist auf eine Zunahme der koronaren Herzkrankheit von 22% auf 32% im gleichen Zeitraum zurückzuführen. Nach Lovgrove und Thomson verstarben etwa 71% dieser Personen innerhalb von 30 Minuten nach Einsetzen der Symptome infolge eines plötzlichen Herztodes. In 87% der innerhalb von einer Stunde Verstorbenen war mit größter Wahrscheinlichkeit eine Rhythmusstörung des Herzens die unmittelbare Todesursache. Nach Morganroth sterben 38% der Patienten innerhalb eines Jahres, nachdem bei ihnen eine ventrikuläre Tachykardie diagnostiziert wurde. In allen diesen Fällen wird der Tod nicht durch ein Myokardversagen im Endstadium einer Erkrankung, sondern durch eine überbrückbare elektrische Instabilität des Myokards herbeigeführt.

Die wissenschaftlichen Bemühungen richten sich deshalb auf die Erkrankungen von Patienten, die vom plötzlichen Herztod bedroht sind sowie auf die Entwicklung von Therapiekonzepten zur Verhinderung oder zumindest Reduzierung solcher Todesfälle.

B. Lüderitz: Vortrag am 1. Rytmonorm-Symposium, München, 1982

Verzeichnis der Fragen

1. Welche elektrophysiologischen Kenntnisse über das gesunde und geschädigte Myokard können dem Arzt in Diagnostik und Therapie von Herzrhythmusstörungen von Nutzen sein? *1*

2. Aus welchem Vorgang resultiert das Aktionspotential? *2*

3. Wie ist der Verlauf der Aktionspotential-Phasen, und wie verändern sich die Aktionspotentiale einzelner Myokardzellen? *3*

4. Welche Bedeutung fällt der Phase 4 zu? *5*

5. Was ist unter „Erregbarkeit", „Refraktärität" und „Fortleitung der Erregung" zu verstehen? *7*

6. Welche Veränderungen am Aktionspotential und der Erregungsfortleitung konnten bei geschädigten Myokardzellen registriert werden? *10*

7. Sind diese experimentell gewonnenen Befunde für die Klinik von Bedeutung? *12*

8. Was versteht man aus elektrophysiologischer Sicht unter „Nachpotentialen"? *13*

9. Welche Rolle spielen die Nachpotentiale in der Arrhythmiegenese, und welche klinische Bedeutung fällt ihnen zu? *15*

10. Welche elektrophysiologischen bzw. elektropathologischen Mechanismen spielen in der Genese von Rhythmusstörungen eine entscheidende Rolle? *16*

11. Welche Vorstellungen gibt es über den Wiedereintrittsmechanismus? *17*

12. Sind solche Vorgänge auch von anderen Strukturen bekannt, in denen bioelektrische Vorgänge ablaufen? *18*

13. Welche Rhythmusstörungen können durch den Wiedereintrittsmechanismus entstehen? *20*

14. Was versteht man unter einer elektrischen Fraktionierung des Myokards? *21*

15. Bezugnehmend auf die netzartige Struktur des Myokards als Voraussetzung für einen Wiedereintritt der Erregung und eine kreisende Erregungswelle, stellt sich die Frage: Weshalb kommt es normalerweise nicht zum Wiedereintritt von Erregungen im gesunden Myokard? *22*

16. Wie erfolgt die Auslösung des Wiedereintrittsmechanismus? *24*

17. Wie kommt es zu einem Eintrittsblock, und welche Bedeutung hat er in der Elektrogenese von Arrhythmien? *26*

18. Gibt es im Erregungszyklus des Myokards nur eine oder mehrere vulnerable Phasen? *27*

19. Was ist unter einem Macro- bzw. Micro-reentry-Mechanismus in der Arrhythmiegenese zu verstehen? *30*

20. Was versteht man unter einem Reflexionsmechanismus? *31*

21. Welche Mechanismen charakterisieren die gesteigerte Automatie? *32*

22. Welcher Mechanismus charakterisiert die abnorme Automatie? *33*

23. Seit wann ist die Existenz der sog. „langsamen Kanäle" („Slow response") mit trägem Potentialanstieg und langsamer Fortleitung der Erregung bekannt? *34*

24. Unter welchen pathologischen Bedingungen treten Rhythmusstörungen infolge der zuvor aufgeführten Arrhythmiemechanismen auf, und welche Rhythmusstörungen sind am häufigsten? *35*

25. Treten infolge von Reentry-Mechanismen nur hochfrequente Tachykardien bzw. Tachyarrhythmien oder auch einzelne Extrasystolen auf? *36*

26. Welche Syndrome können im Rahmen des Auftretens von Rhythmusstörungen als spezielle Syndrome angesehen werden? *38*

27. Welche klinische Bedeutung fällt dem hypersensitiven Karotissinussyndrom zu? *39*

28. Seit wann und durch welche Merkmale ist das Syndrom des kranken Sinusknotens bekannt? *40*

29. Was ist heute in der Ätiopathogenese einer Sinusknotendysfunktion gesichert? *42*

30. Welche Untersuchungsmethoden ermöglichen die Sicherung der Diagnose eines Sinusknotensyndroms bzw. einer Sinusknotendysfunktion? *44*

31. Welche klinischen Symptome treten beim Sinusknotensyndrom auf? *45*

32. Welche Rhythmusstörungen und welche Störungen der Erregungsleitung trifft man beim Sinusknotensyndrom am häufigsten? *46*

33. Ist das Sinusknotensyndrom irreversibel, oder sind auch reversible Fälle bekannt? *47*

34. Welche Faktoren charakterisieren das Präexzitationssyndrom? *48*

35. Durch welche EKG-Änderungen sind WPW- und LGL-Syndrom gekennzeichnet? *50*

36. Welche pathophysiologischen Mechanismen werden als Ursache für die verkürzte atrioventrikuläre Überleitung bei LGL-Syndrom angenommen? *51*

37. Wie häufig treten paroxysmale Tachykardien beim WPW-Syndrom auf, und wie ist ihr Entstehungsmechanismus? *52*

38. Was versteht man im Rahmen eines WPW-Syndroms unter einem „Frequenzfenster"? *54*

39. Was versteht man unter einer Spitzenumkehrtachykardie? *55*

40. Sind die Ursachen, die zur Spitzenumkehrtachykardie führen können, bekannt? *57*

41. Was versteht man unter dem Jervell- und Lange-Nielsen-Syndrom? *58*

42. Welche klinischen Symptome und EKG-Veränderungen treten beim QT-Syndrom auf? *59*

43. Welche Rhythmusstörungen werden beim QT-Syndrom am häufigsten beobachtet? *60*

44. Welche Krankheitsbilder kommen beim QT-Syndrom differentialdiagnostisch in Frage? *61*

45. Welche Kriterien liegen den „funktionellen" und welche den „organischen" Arrhythmien zugrunde? *62*

46. Ist bekannt, welche Rhythmusstörungen letztlich dem plötzlichen Herztod unmittelbar vorausgehen? *63*

47. Durch welche EKG-Merkmale kann in Zweifelsfällen eine atriale von einer ventrikulären Tachykardie unterschieden werden? *65*

48. Was versteht man unter einem Posttachykardiesyndrom? *67*

49. Was versteht man unter inhomogener Repolarisation? *68*

50. Was versteht man unter einer junktionellen Tachykardie, und kann man sie von einer atrialen Tachykardie unterscheiden? *69*

51. Was sind Ursache und Charakteristik der Vorhoftachykardie mit Block? Welche Rhythmusstörungen kommen hier differentialdiagnostisch in Frage? *71*

52. Wie sieht die elektrokardiographische Analyse bei der Vorhoftachykardie mit Block (ATB) aus? *73*

53. Wodurch unterscheidet sich die multifokale Vorhoftachykardie von der ATB? *74*

54. Kann der lokale Ursprung von Extrasystolen im Myokard elektrokardiographisch erfaßt werden? *75*

55. Ist die Ermittlung der Lokalität von ventrikulären Extrasystolen von klinischer Bedeutung? *76*

56. Was versteht man unter einer Antesystolie mit „Ziehharmonikaeffekt"? *77*

57. Was versteht man unter einer Rechtsverspätungskurve und was unter einem „divergierenden Schenkelblock"? *78*

58. Wie lautet die Definition der rhythmogen bedingten kardialen Synkope, wie sind ihre Verlaufsvarianten und welche Krankheitsbilder kommen hier differentialdiagnostisch in Frage? *80*

59. Was sind die Ursachen von Bradykardien, welche klinische Bedeutung haben sie, und wann sind sie eigentlich behandlungsbedürftig? *81*

60. Im letzten Jahrzehnt haben sich die Vorstellungen über die möglichen Störungen der Erregungsleitung wesentlich erweitert. Wie lautet heute die systematische Klassifizierung der im EKG sichtbaren Blockbilder? *83*

61. Wer hat die His-Bündel-Elektrographie als Untersuchungsmethode in die Klinik eingeführt, und welche Bedeutung kommt ihr zu? *84*

62. Wann ist die Langzeit-Elektrokardiographie indiziert? *86*

63. Welche Klassifizierung von ventrikulären Extrasystolien sind heute richtungsweisend? *87*

Anhang *90*

Literatur *91*

Frage 1:
Welche elektrophysiologischen Kenntnisse über das gesunde und geschädigte Myokard können dem Arzt in Diagnostik und Therapie von Rhythmusstörungen von Nutzen sein?

1. Kenntnisse über die unterschiedlichen Eigenschaften einzelner Myokardzellen im Hinblick auf das Aktionspotential und seine ionale Basis sowie über ihre Erregbarkeit, Refraktärität und Fortleitung der Erregung.
2. Kenntnisse über die Mechanismen, die zu verschiedenartigen Rhythmusstörungen führen können.
3. Kenntnisse über die elektrophysiologischen Eigenschaften von Antiarrhythmika, um im ersten „Anlauf" die bestmögliche Wahl zu treffen und somit einen unmittelbaren Medikamentenwechsel zu vermeiden bzw. auf das Minimum zu reduzieren.
4. Zu verstehen, daß die vielfältigen antiarrhythmischen Effekte eines Medikaments, die zur Beseitigung einer Rhythmusstörung führen, genau die gleichen sind, die ggf. auch eine Störung des Herzrhythmus induzieren können.
5. Im Auge zu behalten, daß Myokardfasern unter pathologischen Bedingungen andere elektrophysiologische Eigenschaften aufweisen können.

Frage 2
Aus welchem Vorgang resultiert das Aktionspotential?

Das Aktionspotential resultiert aus einer regelmäßigen Folge von Permeabilitätsänderungen der Zellmembran für verschiedene Ionen. Der Durchtritt einzelner Ionen erfolgt aufgrund des Unterschieds zwischen den Ionenkonzentrationen innerhalb und außerhalb der Zelle und wird durch einen energieverbrauchenden Stoffwechselvorgang, der als „Kalium-Natrium-Pumpe" bezeichnet wird, aufrechterhalten. Im Ruhestand ist Kalium das wichtigste intrazelluläre und Natrium das wichtigste extrazelluläre Ion. Für den Ionentransport besitzen die Zellen spezielle Kanäle. Da die Zelle im Ruhezustand eine stärkere Durchlässigkeit für Kalium- als für Natriumionen besitzt, sickert Kalium langsam in den Extrazellulärraum. Daher finden sich außerhalb der Zelle mehr positive Ladungen. Dieser Unterschied ist für das Membranpotential, das beim Menschen ca. $-90\,mV$ liegt, verantwortlich.

Im Ruhezustand wird das Potential von $-90\,mV$ solange aufrechterhalten, bis ein elektrischer Impuls an die Membran gelangt und dadurch plötzlich die Permeabilität der Zellmembran für Natriumionen erhöht wird.

Mit dem Natriumeinwärtsstrom beginnt die Depolarisation, die in 4 Phasen verläuft und das Aktionspotential charakterisiert [9, 38, 78, 87, 108, 109].

Frage 3
Wie ist der Verlauf der Aktionspotential-Phasen, und wie verändern sich die Aktionspotentiale einzelner Myokardzellen?

Der schnelle Natriumeinstrom (Phase 0) depolarisiert die Zelle, d.h. er treibt das transmembranäre Potential gegen Null. Bei einem kritischen Potential von etwa $-60\,\text{mV}$, das als Schwellenpotential bezeichnet wird, erfolgt die totale Öffnung der Natriumkanäle und führt zur vollständigen Depolarisation und zum Überschuß des Aktionspotential auf $+20\,\text{mV}$. Mit Phase 1 beginnt die schnelle Repolarisation, die nur kurz anhält und vermutlich durch einen kurzfristigen Einstrom von Chloridionen bedingt ist.

Phase 2 entspricht dem langen Plateau oder der langsamen Repolarisationsphase, während der ein langsamer Einstrom von Kalziumionen erfolgt, der das positive Membranpotential aufrechterhält. Am Ende dieser Phase nimmt die Durchlässigkeit für Kaliumionen schnell zu, und es folgt die Phase 3, charakterisiert durch einen massiven Ausstrom von Kaliumionen (Repolarisation), wodurch die Membran zu ihrem Ruhepotential zurückkehrt (Phase 4), (Abb. 1, aus [64]).

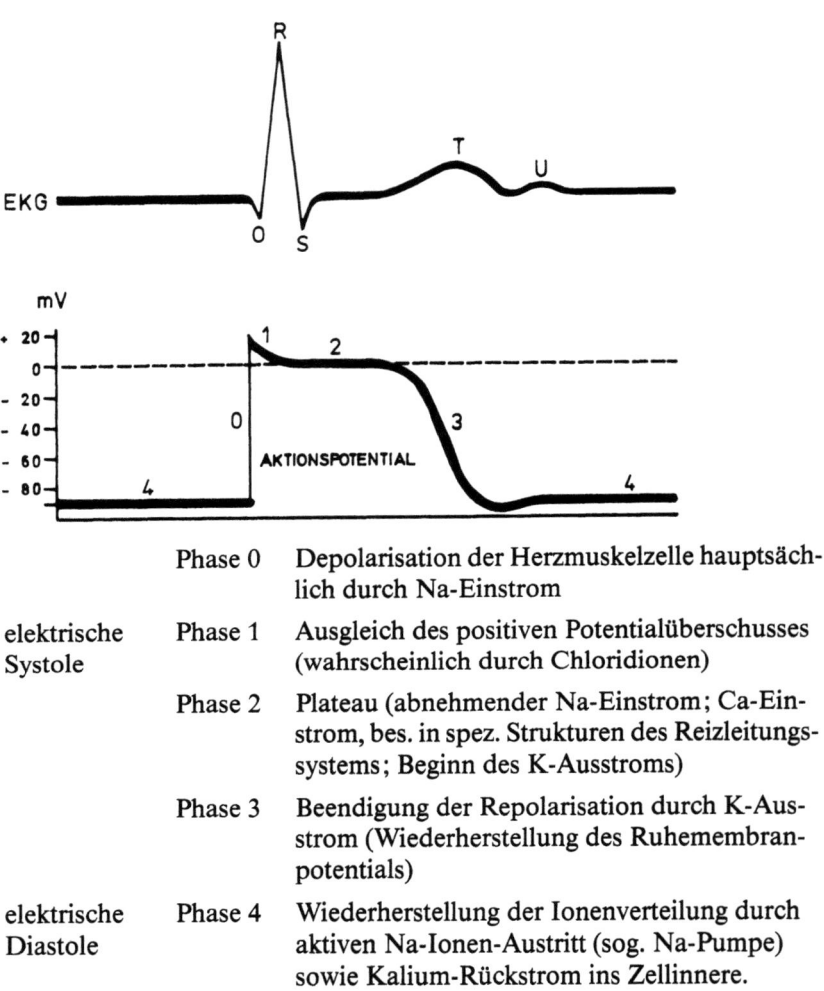

Abb. 1. Phasen des Erregungsablaufs der Herzmuskelzelle mit parallel registriertem Kammer-EKG.

Frage 4
Welche Bedeutung fällt der Phase 4 zu?

Die Phase-4-Depolarisation charakterisiert die potentiellen Schrittmacherzellen des Herzens durch eine langsame Spontandepolarisation der Zellmembran bis zum Erreichen des Schwellenpotentials. Die Zellen des Sinusknotens, des AV-Knotens und des His-Purkinje-Systems können die Phase-4-Depolarisation zeigen. Sie resultiert z. T. aus einer progressiven Abnahme des Kaliumausstroms. In den Zellen des Sinus- und des AV-Knotens spielen bei der Spontandepolarisation Kalziumionen eine entscheidende Rolle.

Die Fähigkeit einer Zelle zur Spontandepolarisation wird als „Automatie" bezeichnet. Dies ist das dominante Charakteristikum potentieller Schrittmacherzellen, die den elektrischen Impuls bilden, der zur Depolarisation der Zellen der Vorhöfe und der Ventrikel führt. Normalerweise ist der Sinusknoten der führende Schrittmacher infolge der schnellsten (steilsten) spontanen Depolarisation, und er feuert im Ruhezustand 60–80 Entladungen pro Minute ab, was der normalen Sinusfrequenz entspricht. Im Hinblick auf die Ionenströme spricht man heute von „schnellen" und „langsamen" Kanälen bzw. vom schnellen Natriumtransportsystem und vom langsamen Kalziumtransportsystem [78].

Die nachfolgende Abb. 2 veranschaulicht typische Aktionspotentiale aus verschiedenen Herzarealen in zeitlicher Zuordnung zum Oberflächen-EKG.

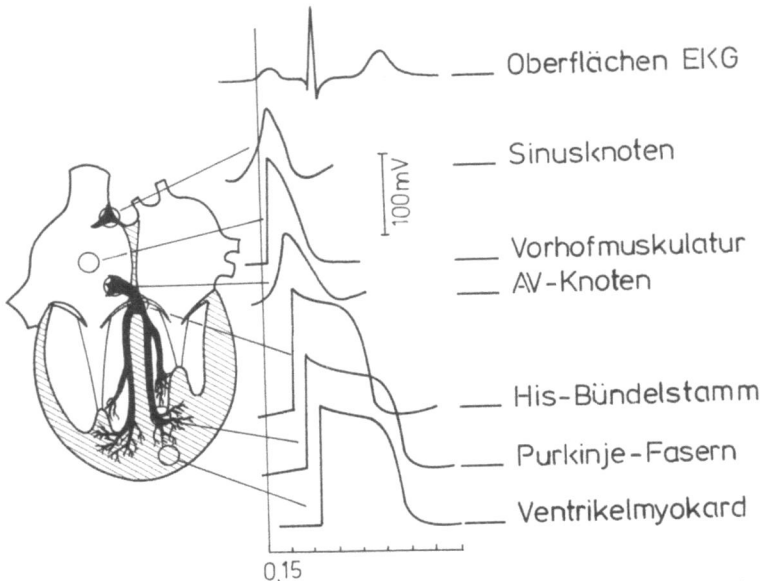

Abb. 2. Aktionspotentialformen aus verschiedenen Herzregionen in zeitlicher Zuordnung zum Oberflächen-EKG

Frage 5
Was ist unter „Erregbarkeit", „Refraktärität" und „Fortleitung der Erregung" zu verstehen?

Die *Erregbarkeit* ist die Fähigkeit einer Zelle, einer Faser oder eines Gewebes, auf einen äußeren Impuls zu reagieren. Die *Refraktärität* beschreibt einen Zeitraum, in dem die Myokardzelle im Anschluß an eine Depolarisation nicht erregbar ist. Dieser Zeitraum umfaßt die absolute (effektive) Refraktärperiode, in der auch mit der stärksten Stimulation keine Depolarisation (Aktionspotential) ausgelöst werden kann, und die relative Refraktärperiode, in der ein übernormaler Impuls eine Depolarisation auszulösen vermag, jedoch kann diese bezüglich Anstiegsgeschwindigkeit, Amplitude und Fähigkeit zur Fortleitung der

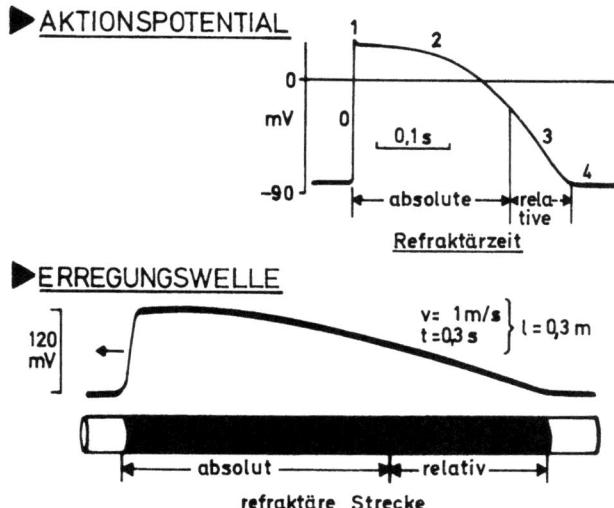

Abb. 3. Die Abb. veranschaulicht schematisch die 5 Phasen des Aktionspotentials (0-4) einer Arbeitsmuskelfaser und die physiologischen Refraktärzeiten

Erregung vermindert sein. Die Dauer der effektiven Refraktärperiode hängt vorwiegend von der Dauer des Repolarisationsvorgangs, insbesondere von Phase 2 des Aktionspotentials ab. Die relative Refraktärperiode entspricht Phase 3 des Aktionspotentials [Abb. 3].
Die *Fortleitung* der Impulse ist ein komplexer Vorgang. Sie entspricht der gemeinsamen Endstrecke von Änderungen der Erregbarkeit oder der Refraktärität. Darüber hinaus hängt die Ausbreitung des Impulses noch von anderen intrinsischen und extrinsischen Faktoren ab. So trägt z. B. die „elektrische Kopplung" der Zellen erheblich zur schnellen Fortleitung, die für das normale Myokard charakteristisch ist, bei. Die sinuatriale und atrioventrikuläre Fortleitung erfolgt erheblich langsamer, da die Zellen des Sinus- und AV-Gewebes zu komplexen synzytialen

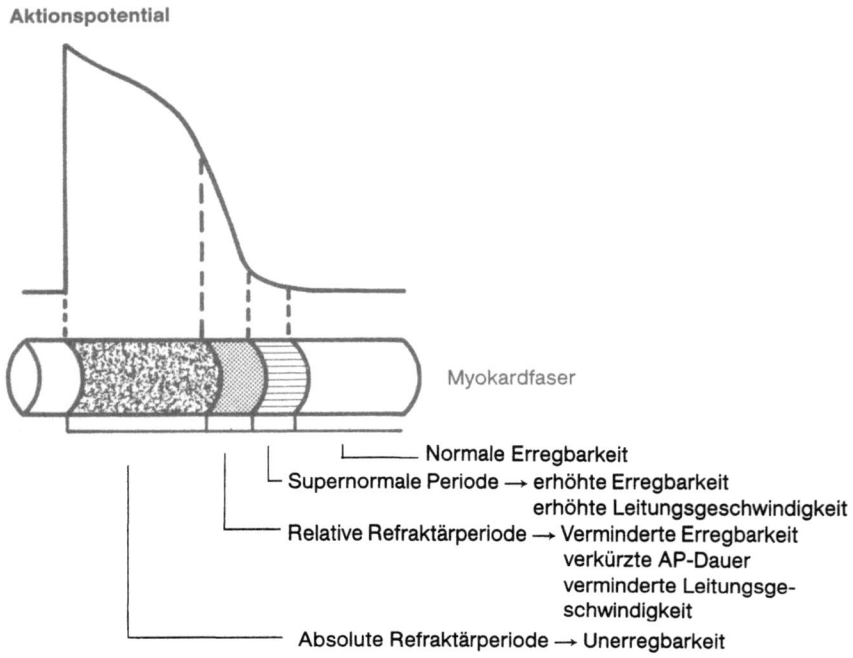

Abb. 4. Phasen des Erregungsablaufs

Netzwerken gruppiert sind und die Funktion einer „Brücke" („gate") haben, indem sie die Frequenz der Impulsausbreitung vom Sinusknoten zum Vorhof bzw. vom Vorhof in die Kammern verlangsamen [78].

Die Abb. 4 veranschaulicht die Phasen des Erregungsablaufs und ihre Auswirkungen auf Erregbarkeit, Aktionspotentialdauer, Refraktärzeiten und Leitungsgeschwindigkeit.

Frage 6
Welche Veränderungen am Aktionspotential und der Erregungsfortleitung konnten bei geschädigten Myokardzellen registriert werden?

Obwohl organische Schädigungen eine oder alle Phasen des Aktionspotentials beeinflussen können, weiß man bis heute noch nicht, über welche zellulären oder ionalen Störungen diese Veränderungen ablaufen. Während einer akuten Ischämie haben z. B. die Aktionspotentiale der Purkinje-Fasern ein weniger negatives Ruhepotential, eine verlangsamte Anstiegsgeschwindigkeit und eine verkürzte Dauer. In der Regenerationsphase (Heilungsphase) besteht dagegen eine erhöhte Phase-4-Depolarisation sowie eine unterschiedlich verlängerte Aktionspotentialdauer. So kann es bei der Ischämie zu einer Verlangsamung oder Beschleunigung der primären Automatie oder der Frequenz untergeordneter Schrittmacherzellen, insbesondere im His-Purkinje-System kommen.

Bei lädierten Myokardzellen (einschließlich Ischämie) und besonders beim Infarkt können die Zellen des Vorhofs oder des Ventrikels, die normalerweise die Erregung schnell fortleiten, eine deutliche Verlangsamung der Erregungsausbreitung zeigen. (Abb. 5). So konnte sogar eine langsame Fortleitung der Erregung aus aneurysmatischem Ventrikelgewebe von Patienten mit refraktären Tachyarrhythmien abgeleitet werden [9, 28, 87, 95].

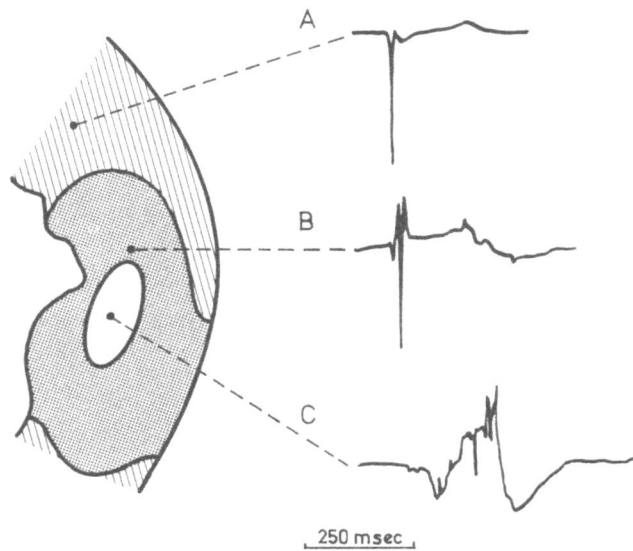

Abb. 5. Bipolare Registrierung elektrischer Aktivitäten in: A) normalem Kammermyokard, B) aus der zwischengeschalteten Randzone, C) aus dem Kerngebiet des Infarkts

Frage 7
Sind diese experimentell gewonnenen Befunde für die Klinik von Bedeutung?

Die Frage ist zu bejahen.
1. Die experimentellen Befunde erlauben die Elektrogenese verschiedener tachykarder oder bradykarder Rhythmusstörungen besser zu verstehen;
2. sie dienen zum besseren Verständnis von antiarrhythmisch wirkenden Effekten und damit zur sinnvollen Auswahl von Antiarrhythmika;
3. sie machen das Versagen oder Auftreten unerwünschter Wirkungen bei Anwendung von Antiarrhythmika verständlich, da geschädigte Myokardfasern andere elektrophysiologische Eigenschaften aufweisen können als normale Fasern.

Beispiel: Bei hochgradig geschädigten Myokardfasern, wie z. B. bei transmuralem Infarkt mit einem Ruhepotential von $-50\,mV$ werden die klassischen kammerwirksamen Antiarrhythmika wirkungslos, da unter diesen Bedingungen der Natriumeinstrom gesperrt ist und langsame Aktionspotentiale mit ausschließlichem Einstrom von Kalziumionen, gefolgt von Nachpotentialen, auftreten [21]. Als wirksam erwies sich der normalerweise kammerunwirksame Kalziumantagonist Verapamil, der sowohl auf den langsamen Kalziumeinwärtsstrom als auch auf die Nachpotentiale hemmend wirkt [61].

Frage 8
Was versteht man aus elektrophysiologischer Sicht unter „Nachpotentialen"?

Vor kurzem konnte festgestellt werden, daß es neben den Veränderungen der normalen Automatiemechanismen infolge ischämischer Bedingungen verschiedene Stadien gibt, die von völlig anderen Ionenströmen abhängig sein können. So werden z. B. Veränderungen des Membranpotentials, die während oder kurz nach der Repolarisationsphase des Aktionspotentials auftreten, als „Nachpotentiale" bezeichnet.

Die Abbildungen 6a und 6b [aus 78] veranschaulichen zwei Typen von Nachpotentialen, die registriert werden konnten: Die „frühen" und die „verzögerten" Nachdepolarisationen.

Sowohl die „frühen" als auch die „verzögerten" Nachpotentiale können zu repetitiven Depolarisationen führen, die als „Trigger-Aktivität" bezeichnet werden. Die Trigger-Aktivität ähnelt der

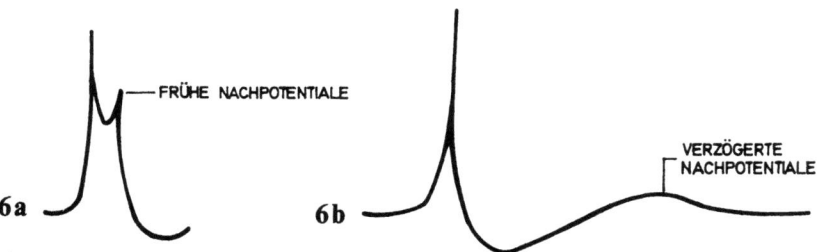

Abb. 6a + 6b. Nachpotentiale, die zu Arrhythmien führen können.
6a) Frühe Nachdepolarisation. Die nach oben depolarisierende Abweichung unterbricht den normalen Verlauf der Repolarisation.
6b) Verzögerte Nachdepolarisation, zeigt eine Abweichung niedriger Amplitude nach oben, die nach vollständiger Repolarisation während der Diastole auftritt

Automatie, in dem auf jedes Aktionspotential eine nachfolgende dyastolische Depolarisation auftritt [9, 28, 78, 87, 108, 109]. Die Abb. 6c und 6d zeigen Originalaufnahmen von ventrikulären Nachdepolarisationen (Spätpotentialen) im hochverstärkten Oberflächen-EKG eines Patienten mit repetitiver Kammertachykardie im akuten Infarktstadium. Aufgezeichnet sind das Ende des QRS-Komplexes und der Anfang der ST-Strecke. Beginn und Ende der Spätpotentiale sind durch Pfeile gekennzeichnet (aus [20]).

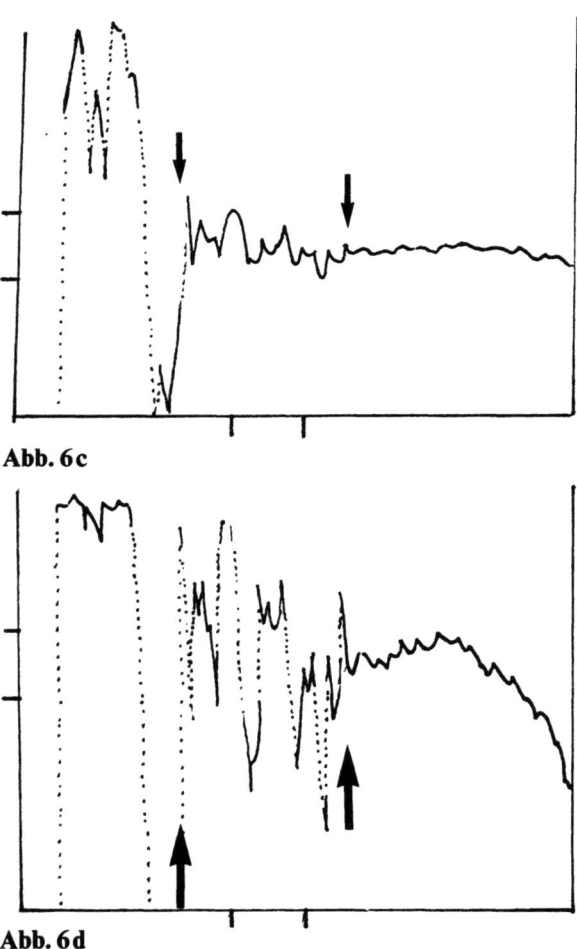

Abb. 6c

Abb. 6d

Frage 9
Welche Rolle spielen die Nachpotentiale in der Arrhythmiegenese, und welche klinische Bedeutung fällt ihnen zu?

Die Rolle der Trigger-Aktivität ist zur Zeit noch nicht vollständig geklärt. Es scheint gesichert zu sein, daß sie im Rahmen ischämischer Myokarderkrankungen bei gleichzeitigem Vorliegen von Katecholaminüberschuß, Digitalisüberschuß, Hyperkaliämie und insbesondere bei Veränderungen der Kalziumströme auftreten und zu bedrohlichen Rhythmusstörungen führen kann. Darüber hinaus führen „langsam" fortgeleitete Aktionspotentiale, die durch Nachdepolarisationen entstehen, auch zu einer verlangsamten Fortleitung der Erregung und begünstigen auf diese Weise einen Wiedereintritt der Erregung und dadurch die Aufrechterhaltung der Rhythmusstörung [78].

An Herzgesunden lassen sich keine Spätpotentiale feststellen. Sie konnten jedoch im hohen Prozentsatz bei Patienten mit Kontraktionsstörungen des linken Ventrikels, bei Patienten mit ventrikulärer Tachykardie (71%) und nach durchgemachtem Herzinfarkt (54%) beobachtet werden. Darüber hinaus vermutet man eine Korrelation zwischen ventrikulären Spätpotentialen und akutem Herztod [20].

Frage 10
Welche elektrophysiologischen bzw. elektropathologischen Mechanismen spielen in der Genese von Rhythmusstörungen eine entscheidende Rolle?

Bislang werden folgende Mechanismen angenommen:

1. Fokale Genese
   - gesteigerte Automatie
   - abnorme Automatie
   - getriggerte Aktivität

2. Kreisende Erregung
   Wiedereintritt
   - Macro reentry
   - Micro reentry

3. Reflexion [72]

Frage 11
Welche Vorstellungen gibt es über den Wiedereintrittsmechanismus?

Das Phänomen des Wiedereintritts besteht darin, daß ein einmal ausgelöster Impuls in einem Erregungskreis ohne weitere Stimulation fortbestehen kann. Normalerweise werden Impulse in einer Richtung fortgeleitet, und die Aktivierung verläuft synchron. Für die Entstehung eines Wiedereintritts ist eine desynchronisierte Fortleitung erforderlich. Sie kommt zustande, wenn in einer Potentialbahn eine deutliche Leitungsverzögerung oder ein Block auftritt, während entlang anderen Bahnen die Fortleitung normal bleibt. Wenn diese dann retrograd entlang der zuvor blockierten Bahn erfolgen kann, ergibt sich für den Impuls die Möglichkeit, „wiedereinzutreten" und ein Herzareal wieder zu erregen, das proximal zu der blockierten Region liegt. Voraussetzung hierfür ist, daß die antegrade Fortleitung durch die alternative Bahn so stark verzögert ist, daß der Impuls die zuvor blockierte Region erst dann erreicht, wenn sie nicht mehr refraktär ist. Für die Auslösung und für das Fortbestehen der Arrhythmie sind somit die *Leitungsgeschwindigkeit* der Erregung, die *Länge der Bahn* und die *Dauer der Refraktärperiode* in allen Teilen der Bahn bestimmend [4].

Frage 12
Sind Wiedereintrittsmechanismen auch in anderen Strukturen bekannt, in denen bioelektrische Vorgänge ablaufen und welche Bedingungen sind für das Entstehen einer kreisenden Erregung erforderlich?

Vergleichbare Störungen der Erregung in anderen Strukturen, wie z. B. im Skelettmuskel, sind nicht bekannt. Die Voraussetzung für den Wiedereintritt bzw. für das Kreisen der Erregung ist in der Struktur des Herzmuskels gegeben, da beim Herzmuskel die Zellen untereinander netzförmig verknüpft sind, so daß sich die Erregung von Zelle zu Zelle fortpflanzen und die Zellgrenzen ohne nennenswerte Verzögerung überspringen kann. Wegen der netzartigen Struktur können Erregungswellen nach Durchlaufen einer gewissen Wegstrecke zu ihrem Ausgangspunkt zurückfinden, diesen wieder erregen und erneut in die gleiche oder eine andere Bahn eintreten. Hierzu sind jedoch folgende Bedingungen erforderlich: 1. Die Erregungswelle muß kürzer als die Wegstrecke sein, denn eine Erregungswelle, die bei ihrer Ausbreitung auf noch voll erregtes Gewebe trifft, erlischt. Das bedeutet, daß zwischen der Front der Erregungswelle und ihrem Ende ein erregbarer Abschnitt, d. h. eine „erregbare Lücke" vorliegen muß. Die 2. Bedingung für den Wiedereintritt ist eine unidirektionale Leitung, d. h. die Erregungswelle muß beim Eintreten in die Verzweigung nur einen Schenkel betreten, anderenfalls treffen die Fronten der sich aufzweigenden Welle anschließend wieder aufeinander und löschen sich gegenseitig aus. Ist jedoch die einsinnige Leitung einmal erfolgt, so läuft der Wiedereintritt und damit das Fortbestehen einer kreisenden Erregung automatisch weiter [4].

Die Abb. 7a, 7b, 7c und 7d veranschaulichen schematisch die Mechanismen der unidirektionalen Leitungsblockierung. Die Abb. 7e die Entstehung der erregbaren Lücke.

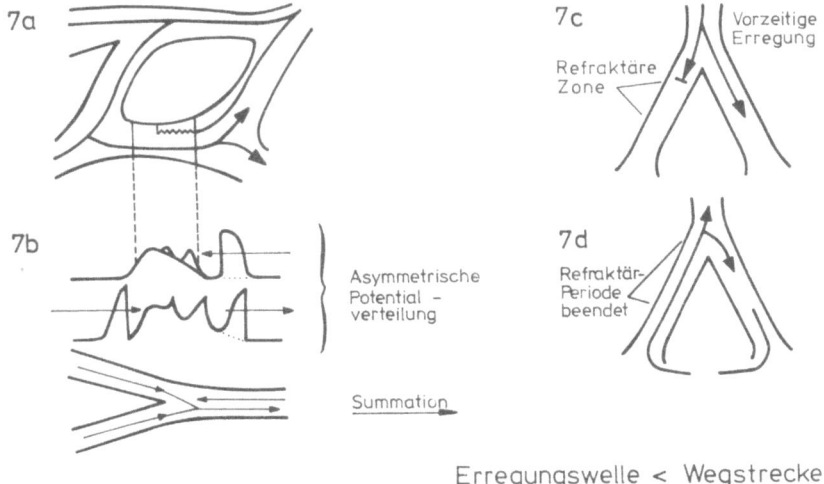

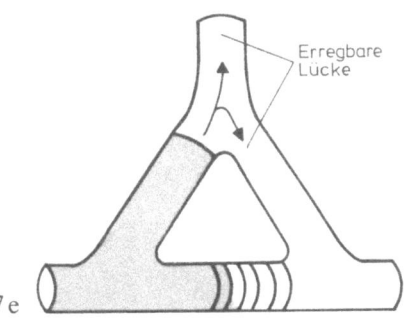

Abb. 7 a–e. Die Abb. 7 a gibt das Schema des Wiedereintritts bei unidirektionalem Leitungsblock wieder. Die Abb. 7 b zeigt die möglichen Mechanismen eines unidirektionalen Leitungsblocks und die Abb. 7 c und 7 d den Wiedereintritt bei gleichzeitiger Repolarisation in verschiedenen Anteilen des Erregungsleitungssystems. Die Abb. 7 e veranschaulicht die Entstehung einer erregbaren Lücke, wenn die Wegstrecke länger als die Erregungswelle ist und eine unidirektionale Fortleitung vorliegt

Frage 13
Welche Rhythmusstörungen können durch den Wiedereintrittsmechanismus entstehen?

Der Wiedereintrittsmechanismus spielt offensichtlich in der Genese vieler maligner ventrikulärer Arrhythmien eine wichtige Rolle. Wiedereintrittsmechanismen scheinen in der sehr frühen Phase einer regionalen Myokardischämie oder eines Myokardinfarkts zustandezukommen [51, 59]. Desgleichen während der Reperfusion des akut ischämischen Myokards [60], aber auch später im chronischen Heilungsstadium des Infarkts sowie bei Patienten mit repetitiven ventrikulären Tachyarrhythmien und Aneurysmen [95]. Hierfür sprechen sowohl experimentelle als auch klinische Befunde, da in akut ischämischem Gewebe langsam fortgeleitete, fraktionierte elektrische Aktivitäten registriert werden konnten. Zweifelsohne können im akut ischämischen Gewebe auch mehrere, einander überlagernde Mechanismen beteiligt sein [51, 59, 60].

Frage 14
Was versteht man unter einer elektrischen Fraktionierung des Myokards?

Damit meint man den elektrischen Zustand im Myokard, wenn in verschiedenen Arealen des Herzmuskels nach abgelaufener Erregung der Grad der Erholung und damit der Grad der Erregbarkeit für eine neue Erregung sehr unterschiedlich ist. Inzwischen wird für diesen Zustand meist der Ausdruck „elektrische Instabilität des Myokards" verwendet [4].

Frage 15
Bezugnehmend auf die netzartige Struktur des Myokards als Voraussetzung für einen Wiedereintritt der Erregung und eine kreisende Erregungswelle, stellt sich die Frage: Weshalb kommt es normalerweise nicht zum Wiedereintritt von Erregungen im Myokard?

Neben der Fortleitungsgeschwindigkeit von 1–2 m/s ist die selbständige Erregungsrückbildung eine weitere charakteristische Eigenschaft der erregbaren Zellmembranen. Sie erfolgt in der gleichen Reihenfolge wie die Erregungsausbreitung. Die Länge der Erregungswelle hängt davon ab, wie rasch ihre Front voranschreitet und wie lange jede erregte Stelle in diesem Zustand bleibt. In Zahlen ausgedrückt: Wenn sich die Erregungsfront mit einer Geschwindigkeit von 1 m/s fortleitet und jede neue erregte Stelle 0,3 s in Erregung bleibt, beträgt die Länge der Erregungswelle 0,3 m bzw. 30 cm. Da die Erregungswelle viel länger ist als der Leitungsweg im Myokard, kann sie das Myokard jeweils nur einmal durchlaufen und muß dann sistieren, weil sie allerorts auf noch erregtes Gewebe trifft. Ein Wiedereintritt der Erregung ist nicht möglich [4] (Abb. 8).

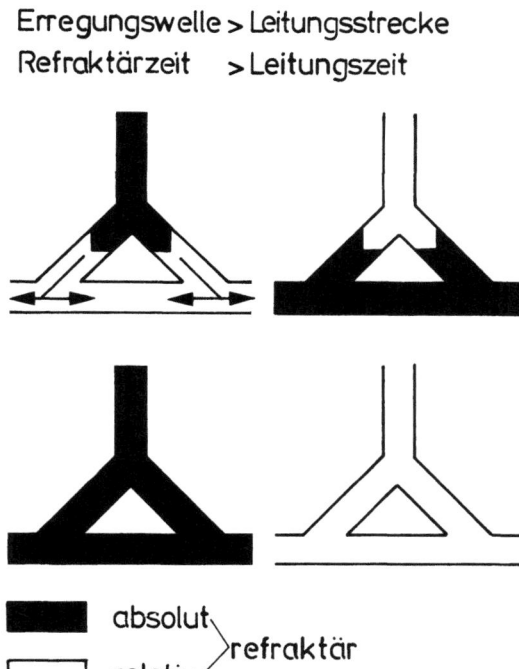

Abb. 8. Etappen der normalen Erregungsausbreitung, die nicht zum Wiedereintritt führt. Absolut refraktär bedeutet unerregbar

Frage 16
Wie erfolgt die Auslösung des Wiedereintrittsmechanismus bei vorgegebenen Bedingungen für den Wiedereintritt?

Mit der Verkürzung der Erregungswelle und mit der unidirektionalen Fortleitung sind die Bedingungen, die für den Wiedereintritt erforderlich sind, erfüllt (Abb. 9 a). Die Auslösung des Wiedereintrittsmechanismus läßt sich am besten aus dem in Abb. 9 b dargestelltem Schema der verzweigten Leitungsbahn erklären.

1. Die Leitungsbahn befindet sich noch im Zustand relativer Refraktärität.
2. An der bezeichneten Stelle (Pfeil) wird durch einen Impuls eine Erregung ausgelöst.
3. Die Erregung breitet sich unidirektional aus und kann wegen ihrer verkürzten Länge wieder in die gleiche Bahn eintreten.
4. Die Erregungswelle läßt hinter sich in der gleichen Bahn eine „Erregungslücke" offen, die das Fortbestehen der kreisenden Erregung ermöglicht [5].

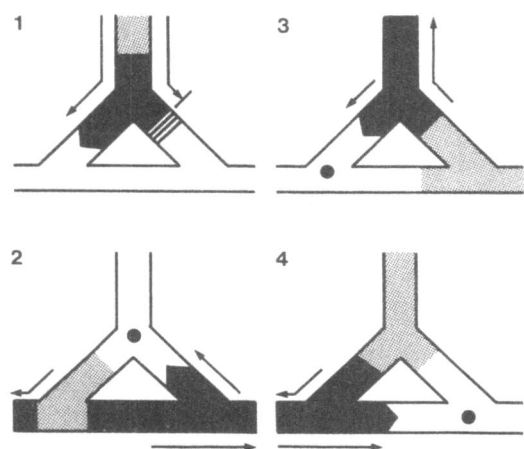

Abb. 9a. Entstehungsbedingungen des Wiedereintritts. Das Schema symbolisiert das verzweigte Netzwerk der Herzmuskulatur, in dem sich Erregungswellen ausbreiten. Der schwarze Punkt bezeichnet die erregbare Lücke

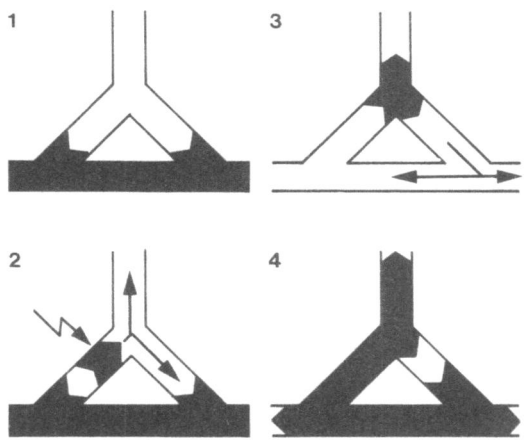

Abb. 9b. Entstehung von Wiedereintritt nach einmaliger Reizung während der relativen Refraktärperiode

Frage 17
Wie kommt es zu einem Eintrittsblock, und welche Bedeutung hat er in der Elektrogenese von Arrhythmien?

Eine zirkulierende Erregungswelle sendet konsequent über alle Anschlußstellen Tochterwellen in die Umgebung. Dadurch hat eine andere Erregungswelle kaum die Möglichkeit, von außen in den Kreis einzudringen und den Wiedereintritt zu verhindern. So entsteht eine Eintrittsblockierung, die den permanenten Wiedereintritt stabilisiert.

Neben dem Eintrittsblock führt noch ein anderer Vorgang zur Stabilisierung der kreisenden Erregung. Man bezeichnet ihn als „Ziehharmonikaeffekt", womit eine Anpassung der Länge der Erregungswelle an den verfügbaren Weg gemeint ist. Die Erregungswelle kann nämlich so rasch fortschreiten, daß sie ihr eigenes Ende erreicht und somit die Fortleitung nicht zum Stillstand kommen kann. Da die Erregungsfront nicht mit einer anderen Front zusammentrifft, sondern zunächst die Zone der relativen Refraktärperiode erreicht, wird ihre Leitungsgeschwindigkeit verlangsamt, und zwar um so mehr, je näher die Erregungswelle an die absolute Refraktärzone rückt. So stellt sich automatisch ein dynamisches Gleichgewicht ein, bei dem die Front der Wiedereintrittswelle ihrem Ende auf dem Fuße folgt [4].

Frage 18
Gibt es im Erregungszyklus des Myokards nur eine oder mehrere vulnerable Phasen?

In Abb. 11 ist die Zuordnung der beiden vulnerablen Phasen zum EKG veranschaulicht.

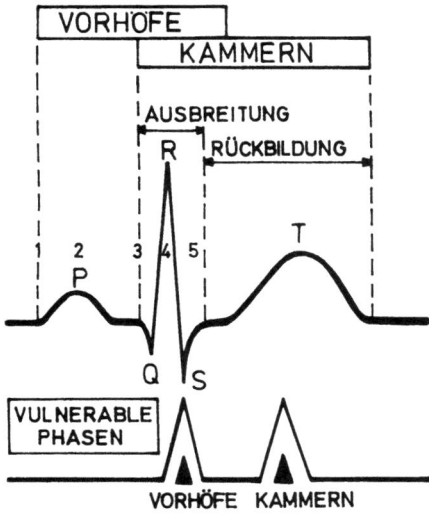

Abb. 11. Zeitliche Beziehungen der vulnerablen Perioden des Vorhofs und der Herzkammer zum EKG. Die Zahlen bezeichnen die aufeinanderfolgenden Etappen der Erregungsausbreitung

Die Abb. 12a und 12b veranschaulichen ein Schema zur Verdeutlichung der Beziehung zwischen Aktionspotentialdauer und Refraktärzeit sowie die zeitlichen Beziehungen der vulnerablen Phase zum Ventrikel-EKG. [Aus 4]
Die vulnerable Periode der Vorhöfe fällt wie die der Kammern in den Zeitpunkt der Erregungsbildung. Im Gegensatz zur vulnerablen Phase der Kammern (kurz vor der Spitze der T-Welle) ist die der Vorhöfe im EKG nicht erkennbar, da sie in den absteigenden Ast der R-Zacke fällt. Dadurch kann z. B. beim Vorliegen einer supraventrikulären Extrasystolie die Gefahr der Auslösung eines Vorhofflimmerns nicht durch einen Vorzeitigkeitsindex berechnet werden.

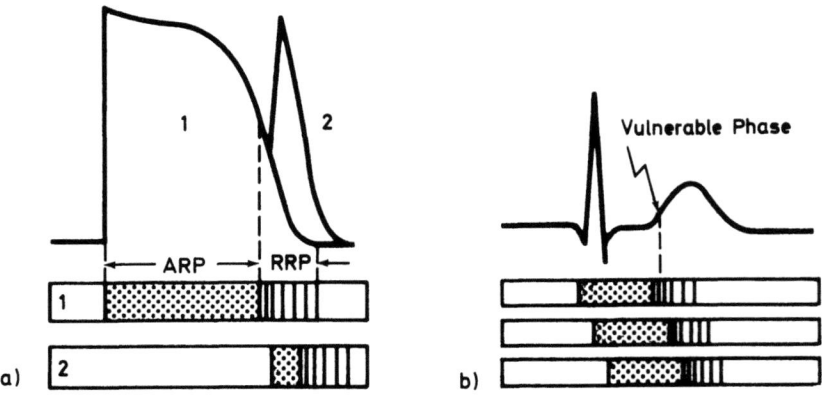

Abb. 12a + 12b. 12a) Schema zur Verdeutlichung der Beziehung zwischen Aktionspotentialdauer und Refraktärzeit.
12b) Erläuterung der zeitlichen Beziehungen der vulnerablen Phase zum Ventrikel-EKG. ARP = absolute Refraktärperiode, RRP = relative Refraktärperiode

Die Abb. 12c veranschaulicht die Auslösung von Kammerflimmern in der vulnerablen Periode mit Auswirkungen auf das EKG und den Blutdruck.

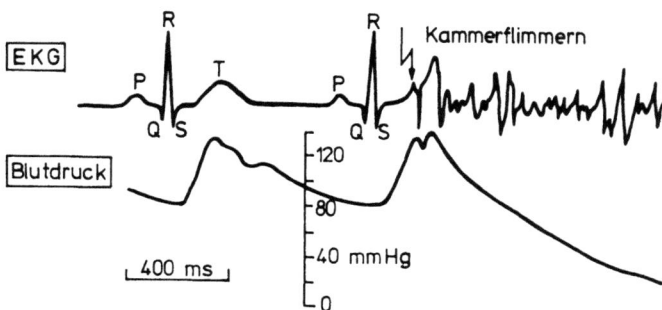

Abb. 12c. Auslösung von Herzkammerflimmern in der vulnerablen Periode. Auswirkungen auf das EKG und den Blutdruck

Frage 19
Was ist unter einem Macro- bzw. Micro-reentry-Mechanismus in der Arrhythmiegenese zu verstehen?

Ein Macro-reentry-Mechanismus liegt z. B. bei Präexzitationssyndromen (WPW, LGL) oder reziproken Tachykardien vor, wenn der Erregungskreis über Vorhof und Kammern zirkuliert oder die kreisende Erregung ein größeres Myokardareal durchläuft.

Ein Micro-reentry-Mechanismus umfaßt nur eine kleine Region des Myokrads, wie z. B. eine Schlinge der Purkinje-Faser [5].

Die nachfolgende Abb. 13 veranschaulicht schematisch die Auslösung eines Macro-reentry-Mechanismus durch eine atriale Extrasystole.

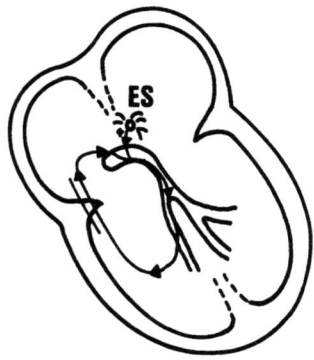

Abb. 13. Ausgelöst durch eine Vorhofextrasystole (ES) kreist die Erregung über die normale und akzessorische Leitungsbahn durch den Vorhof und die Kammer

Frage 20
Was versteht man unter einem Reflexionsmechanismus?

Der Reflexionsmechanismus ist eine besondere Form des Reentrymechanismus, bei dem die Erregungswelle den gleichen Leitungsweg hin- und zurückläuft [16a, 80].

Solche reflektierten Bewegungen der Erregungsfront finden sich beim Entstehen von Verletzungsströmen an der Grenze zwischen gesundem und ischämischem Myokard, am häufigsten beim frischen Herzinfarkt [71].

Frage 21
Welche Mechanismen charakterisieren die gesteigerte Automatie?

Eine gesteigerte Automatie entsteht in den Schrittmacherzellen, die die Fähigkeit zur spontanen Erregung besitzen, d. h. in den Zellen des Sinusknotens, des AV-Knotens und der Purkinje-Fasern.

Die gesteigerte Automatie kann unter dem Einfluß von körpereigenen (Epinephrin) oder pharmakologischen Substanzen sowie unter pathologischen Bedingungen auftreten.

Die spontane diastolische Depolarisation verläuft im Myokard in 2 unterschiedlichen Potentialbereichen: im Sinus- und im AV-Knoten zwischen -60 und -40 mV und in den Purkinje-Fasern zwischen -90 und -60 mV.

Veränderungen der Membranpermeabilität für Kaliumionen und eine veränderte Differenz zwischen den Kaliumkonzentrationsgradienten und dem Membranruhepotential bilden die Bedingungen, die den „Kaliumschrittmacherstrom" so modifizieren, daß unter dem Einfluß z. B. von Adrenalin die Spontanfrequenz ansteigt. Danach ist die gesteigerte Automatie eigentlich eine pathologische Beschleunigung des physiologischen Prozesses zur spontanen Erregungsbildung [23, 45, 48, 72].

Frage 22
Welcher Mechanismus charakterisiert die abnorme Automatie?

Bei der abnormen Automatie handelt es sich um eine Störung der Erregungsbildung, die als Folge einer Veränderung der transmembranären Ionenströme selbst auftreten kann, und zwar sowohl in den Zellen der primären und latenten Schrittmacherzellen als auch in den Zellen der Arbeitsmyofibrillen des Vorhofs oder der Kammer.

Als Ursache wird eine Abnahme des Membranruhepotentials auf Werte um ca. -50 mV angenommen. Der Kaliumauswärtsstrom wird jedoch in einem Potentialbereich von -60 bis $+10$ mV aktiviert und hat dadurch andere elektrophysiologische Eigenschaften als der Kaliumschrittmacherstrom.

Die Folge der Abnahme des Membranruhepotentials ist eine Abschwächung oder Inaktivierung des schnellen Natriumeinwärtsstroms. Die Depolarisation wird jetzt über die sog. „langsamen Kanäle" von Kalziumionen getragen [72, 82].

Frage 23
Seit wann ist die Existenz der sog. „langsamen Kanäle" (slow response) mit trägem Potentialanstieg und langsamer Fortleitung der Erregung bekannt?

Die ersten Untersuchungen wurden von H. Antoni in den Freiburger Laboratorien durchgeführt und die Ergebnisse im Jahre 1961 veröffentlicht [6, 8]. Das gleiche Phänomen beschrieben rund 10 Jahre später Cranefield et al. und versahen es mit dem Etikett „slow respone" [29, 110].

Unter diesem Begriff wurde es in deutschen Fachkreisen anerkannt und löste bis zum heutigen Tage weltweit weitere Untersuchungen über die Rolle der Kalziumionen in der Arrhythmiegenese und in Zusammenhang mit den durch Fleckenstein entdeckten Kalzium-Antagonisten in der Behandlung von Arrhythmien, der Angina pectoris und der Hypertonie aus.

Frage 24
Unter welchen pathologischen Bedingungen treten Rhythmusstörungen infolge der zuvor aufgeführten Arrhythmiemechanismen auf, und welche Rhythmusstörungen sind am häufigsten?

Bei regionaler Ischämie und Myokardinfarkt, die durch eine regionale Durchblutungsstörung oder eine Grenzzone zwischen gesundem und ischämischem Myokard charakterisiert sind, treten Rhythmusstörungen infolge abnormer Automatie, Reentry- und Reflexionsmechanismus am häufigsten auf, d. h. praktisch alle supraventrikulären und ventrikulären Tachyarrhythmien und Tachykardien einschließlich Flattern und Flimmern sowie Mischformen.

Beim Myokardinfarkt mit Schocksymptomatik, der durch eine globale Störung der Durchblutung ohne Grenzzone zwischen gesundem und ischämischem Myokard charakterisiert ist, treten am häufigsten Rhythmusstörungen infolge gesteigerter oder abnormer Automatie auf. Im Vergleich zum unkomplizierten Infarkt sind Rhythmusstörungen beim Vorliegen eines Schocks relativ uniform: Zu Beginn des Schocks tritt meist eine genetisch verursachte, sympathikoadrenerge Sinustachykardie auf, deren Frequenz nach ca. 1–2 h rapide abnimmt und mit einem Zusammenbruch des Kreislaufs einhergeht. Bradykarde idioventrikuläre oder nodale Ersatzrhythmen (45–20/min) übernehmen die Erhaltung des Herzrhythmus. Präterminal treten ausgeprägte QRS-Verbreiterungen bzw. Verlängerungen der QT-Zeit auf. Das Kammerflimmern tritt in etwa 80–90% der Fälle auf, während beim unkomplizierten Infarkt ohne Schocksymptomatik Kammerflimmern in ca. 6% der Fälle zu beobachten ist [71].

Frage 25
Treten infolge von Reentry-Mechanismen nur hochfrequente Tachykardien bzw. Tachyarrhythmien oder auch einzelne Extrasystolen auf?

Für die Entstehung eines Reentry-Mechanismus müssen 2 Voraussetzungen vorliegen:
1. Es müssen 2 rasch leitende Leitungsbahnen benutzt werden können (44a). Solche Bahnen konnten im AV-Knoten und His-Purkinje-System nachgewiesen werden [29a, 61a].
2. Diese Leitungsbahnen müssen in beiden Laufrichtungen benutzt werden können.

Die Abb. 14 veranschaulicht den Reentry-Mechanismus für die Entstehung einer Extrasystole.

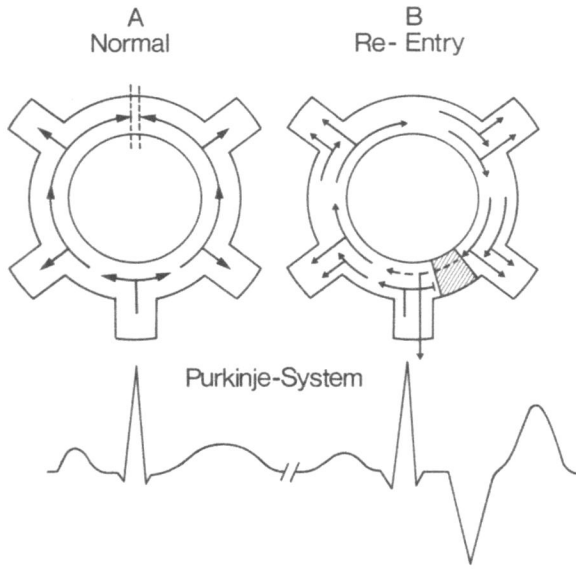

Abb. 14. Beschreibung im Text

Die normale Erregung trifft auf die Purkinjefasern (A, unterer Teil) und breitet sich sowohl im Uhrzeigersinn als auch im Gegenuhrzeigersinn aus und trifft in einem Punkt aufeinander (A, oberer Teil) und erlischt. Die Erregungsausbreitung im Purkinje-System führt zur Bildung des QRS-Komplexes. Liegt in einem Abschnitt des Purkinje-Systems eine Refraktärität des Gewebes vor, so kann sich die Erregung nur in eine Richtung ausbreiten, da der andere Teil der Leitungsbahn blockiert ist (Teil B). Die normale Erregung des Myokards tritt ein (QRS). Bei weiterer Ausbreitung der Erregungswelle ist die Refraktärität der beschriebenen Region beendet, wodurch diese Region wieder erregbar wird und die Erregung erneut den gesamten Bereich des Purkinje-Systems durchläuft, da auch die vorausgehend erregten Abschnitte infolge des Abklingens der Refraktärphase wieder erregbar sind und eine gegenüber dem Grundrhythmus verfrühte Depolarisation des Myokards ausgelöst wird, die im EKG als Extrasystole erscheint. Dabei steht die Extrasystole, in Abhängigkeit von der Dauer der fokalen Blockierung, in einer festen Koppelung zum Normalschlag. Als Folge so eines Reentry-Mechanismus können sowohl paroxysmale Tachykardien als auch einzelne Extrasystolen auftreten [44b].

Frage 26
Welche Syndrome können im Rahmen des Auftretens von Rhythmusstörungen als spezielle Syndrome angesehen werden?

- Karotissinussyndrom
- Sinusknotensyndrom
- Wolff-Parkinson-White-Syndrom (WPW-Syndrom)
- Lown-Gannong-Lewine-Syndrom (LGL-Syndrom)
- Jervell- und Lange-Nielsen-Syndrom (QT-Syndrom)
- Romano-Ward-Syndrom

Frage 27
Welche klinische Bedeutung fällt dem hypersensitiven Karotissinussyndrom zu?

Vom hypersensitiven Karotissinussyndrom wird gesprochen, wenn durch die Massage des Sinus caroticus eine Bradykardie ausgelöst werden kann [39]. Nach Pfisterer et al. [85] kann in etwa 25–30% der Fälle die Bradykardie auch durch einen engen Hemdkragen oder eine rasche Kopfbewegung provoziert werden.

Als häufigste Ursache werden atherosklerotische Prozesse an der Gefäßwand des Sinus caroticus angenommen, die zur Hypersensibilisierung der Barorezeptoren über einen Reflexbogen zu passageren sinuatrialen und/oder atrioventrikulären Blockierungen bis zum Sinusarrest oder zum totalen AV-Block führen können. Klinisch kommt es zu einer zerebralen Minderdurchblutung, die sich von leichtem Schwindelgefühl bis zu einem schweren synkopalen Anfall manifestieren kann [71].

Die Reflexbereitschaft wird durch Einnahme von β-Blockern und Digitalis verstärkt.

Die Therapie ist auf die Beseitigung der Symptomatik ausgerichtet. Mit hohen Atropindosen kann der Reflexbogen beim Vorliegen eines vagal-kardialen Typs (herzhemmender Typ) durchbrochen werden, während beim vasodepressiven Typ mit Blutdruckabfall Atropin wirkungslos bleibt.

Bei gehäuften synkopalen Anfällen ist zur Prophylaxe die Implantation eines Schrittmachers das Mittel der Wahl [71].

Frage 28
Seit wann und durch welche Merkmale ist das Syndrom des kranken Sinusknotens bekannt?

Die Bezeichnung „sick sinus syndrome" wurde im Jahre 1967 von Lown eingeführt [71]. Damit wurden Rhythmusstörungen infolge gestörter Sinusknotenfunktion wie Sinusbradykardie und sinuatriale sowie atrioventrikuläre Leitungsstörungen, die nach der Elektrokonversion von tachykarden Vorhofarrhythmien auftraten, bezeichnet.

Ferrer faßte unter dem genannten Begriff das gemeinsame Auftreten einer Reihe von Symptomen wie persistierende Sinusbradykardie mit oder ohne atrialen oder atrioventrikulären Ersatzsystolen, chronisches Vorhofflimmern mit langsamer Überleitung der Erregung auf die Kammern und passagere Perioden von Sinusarrest oder Asystolie zusammen. Zuletzt die Unfähigkeit des Myokards, nach Elektrokonversion von Vorhofflimmern die Herzaktionen wieder im Sinusrhythmus zu führen [36].

Kaplan et al. prägten den deskriptiven Begriff eines Tachykardie-Bradykardie-Syndroms, dessen Ursache vorwiegend, wenn auch nicht ausschließlich, in einer Störung der Sinusknotenfunktion zu sehen ist [58]. Daher neigt man heute dazu, beim Vorliegen der beschriebenen Symptomatik von einer Sinusknotendysfunktion zu sprechen.

Abb. 15 (auf S. 41) veranschaulicht schematisch die Pathogenese der Sinusknotendysfunktion (Mod. nach [73]).

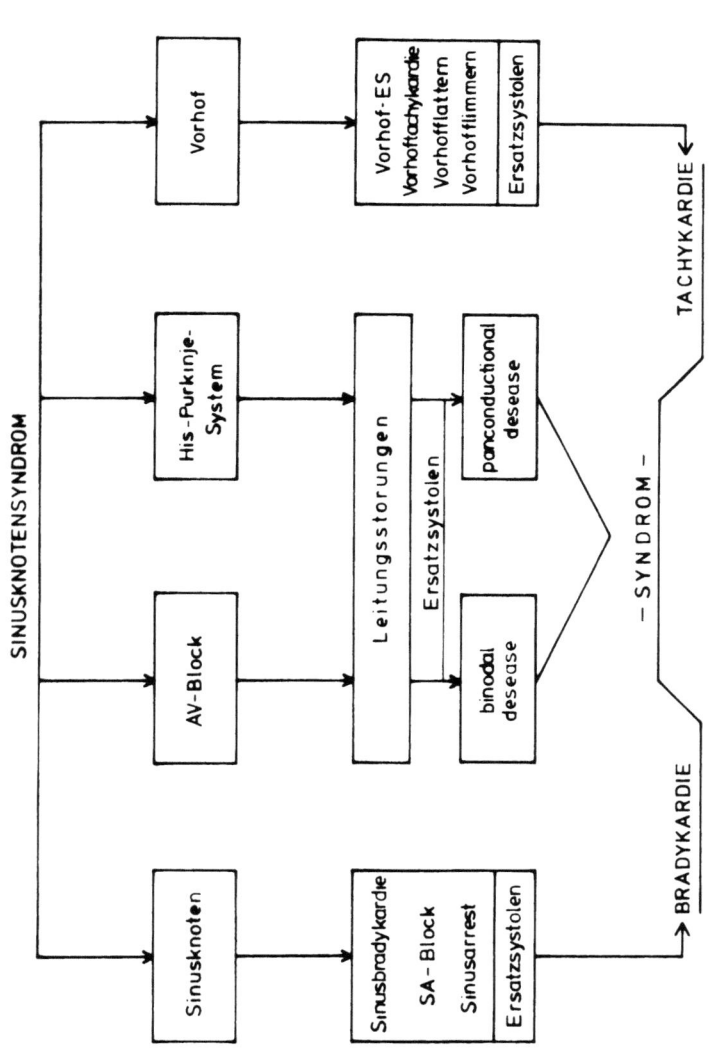

Abb. 15. Schematische Darstellung der Pathogenese einer Sinusknotendysfunktion

Frage 29
Was ist heute in der Ätiopathogenese einer Sinusknotendysfunktion gesichert?

An erster Stelle steht die koronare Herzkrankheit (Angina pectoris, Zustand nach Myokardinfarkt), an zweiter Stelle die Hypertonie.

Darüber hinaus werden rheumatische und entzündliche Veränderungen der sinuatrialen Region diskutiert [71].

Die Abb. 16, 17 und 18 zeigen EKG-Aufnahmen von Patienten mit einem Sinusknoten- bzw. Bradykardie-Tachykardie-Syndrom.

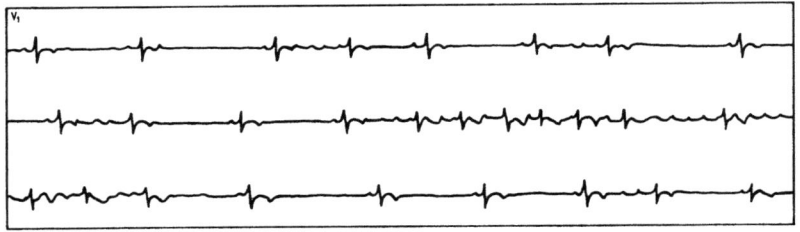

Abb. 16. Bradykardie-Tachykardie-Syndrom. Wechsel von Sinusbradykardie (um 40/min) und Vorhofflimmern, Fortlaufende EKG-Registrierung in Ableitung V_1. Papiervorschub 25 mm/sec

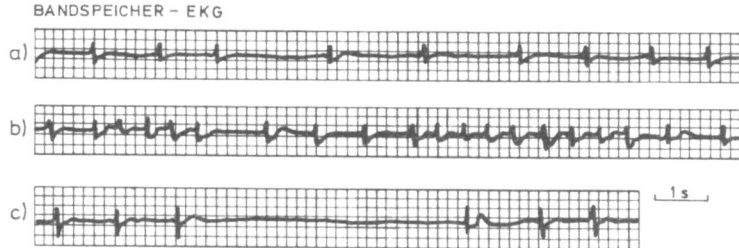

Abb. 17. Bandspeicher-EKG-Registrierung bei Sinusknoten-Syndrom. Papiervorschub 25 mm/sec. a) ausgeprägte Sinusbradykardie (30–46/min.); b) Vorhofflimmern; c) Intermittierender Sinusstillstand mit AV-Ersatzsystole nach einer blockierten Vorhofextrasystole (X). Kammerstillstand von 5,7 sec. Dauer

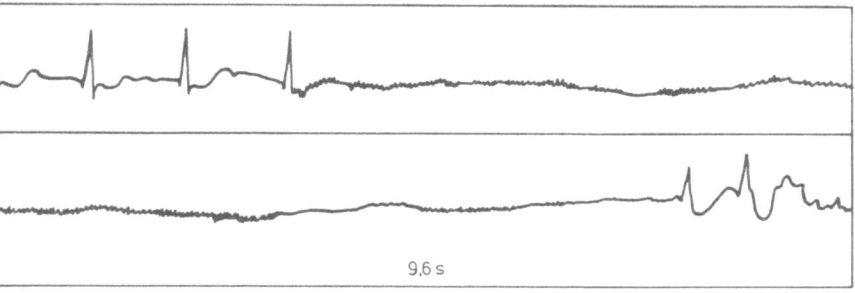

Abb. 18. Bandspeicher-EKG-Registrierung bei Sinusknoten-Syndrom. Asystolie von 9,6 sec. Dauer nach spontanem Sistieren von Vorhofflimmern. Papiervorschub 25 mm/sec

Frage 30
Welche Untersuchungsmethoden ermöglichen die Sicherung der Diagnose eines Sinusknotensyndroms bzw. einer Sinusknotendysfunktion?

Die Vielfalt der Arrhythmien beim Sinusknotensyndrom machen erhebliche diagnostische Schwierigkeiten. Von den nichtinvasiven Methoden kann bei ausgeprägter Symptomatik zur Verdachtsdiagnose schon das Ruhe-EKG von Nutzen sein. Zur Untermauerung des Verdachts eignet sich besonders das Langzeit-EKG, da häufig nur passager oder intermittierend auftretende Rhythmusstörungen erst durch diese Methode erfaßt werden können.

Das Belastungs-EKG und der Atropintest können in Fällen einer unzureichenden Frequenzsteigerung die Diagnose weiter erhärten. Desgleichen der Karotisdruckversuch, der allerdings bei der Frequenzabnahme von 5–10 min oder passagerer Asystolie von mehr als 2 s auch für das Vorliegen eines Karotissinussyndroms spricht.

Gesichert wird die Diagnose nur durch folgende invasive Untersuchungen:
- schnelle atriale Stimulation,
- vorzeitige atriale Einzelstimulation [71],
- Bestimmung der Sinusknotenerholungszeit, ohne und mit Atropin

Frage 31
Welche klinischen Symptome treten beim Sinusknotensyndrom auf?

Das klinische Beschwerdebild ist sehr weitgespannt. In der folgenden Übersicht sind die Symptome des Sinusknotensyndroms in der Reihenfolge der Häufigkeit wiedergegeben [17]:
- Schwindelgefühl,
- Schwindel und Synkopen,
- Synkopen,
- Synkopen mit zerebralem Insult,
- Palpitationen infolge Bradykardie oder Tachykardie,
- Konzentrationsschwäche, allgemeine Leistungsminderung,
- kardiale Dekompensation,
- arterielle Embolien,
- Anginaanfälle.

Frage 32
Welche Rhythmusstörungen und welche Störungen der Erregungsleitung trifft man beim Sinusknotensyndrom am häufigsten?

Nachfolgend sind die häufigsten Rhythmusstörungen, die bei 213 Patienten mit gesicherter Diagnose eines Sinusknotensyndroms registriert wurden, die weitgehend mit den Beobachtungen anderer Autoren übereinstimmen [17], aufgeführt [104].

Rhythmusstörungen bei Sinusknotensyndrom	%
Sinusbradykardie (<60/min)	79
Sinuatrialer Block, sinuatriale Pause	49
Vorhofflimmern, Vorhofflattern	36
Ventrikuläre Extrasystolie	26
Intraventrikulärer Block	25
Paroxysmale supraventrikuläre Tachykardie	24
Vorhofextrasystolie	24
AV-Block	17
Ventrikuläre Tachykardie	12

Frage 33
Ist das Sinusknotensyndrom irreversibel, oder sind auch reversible Fälle bekannt?

Neben der zumeist irreversiblen Form sind auch reversible Rhythmusstörungen im Sinne der Definition des Sinusknotensyndroms (SKS) mit entsprechender klinischer Symptomatik beobachtet und beschrieben worden [32]. Man vermutet, daß pathogenetisch verschiedene endogene (stoffwechselartige) und exogene Noxen als Triggermechanismus die für das SKS typische Dysrhythmien verursachen können, insbesondere bei hypokaliämisch bedingter Latenz. Durch Ausschalten der auslösenden Ursache werden die Arrhythmien beseitigt, und es kann auf eine Schrittmacherdauertherapie verzichtet werden.

Anhand eigener Beobachtungen weisen Dittrich et al. [32] trotz möglicher Einwände auf folgende Noxen hin, die der reversiblen Form des SKS zugrundeliegen können:
- Digitalisintoxikation,
- Intoxikation mit β-Blockern und Antiarrhythmika (besonders bei Hypokaliämie),
- Hypoglykämie,
- akute Myokarditis,
- floride Kollagenose,
- Myokardinfarkt,
- Herzoperationen.

Frage 34
Welche Faktoren charakterisieren das Präexzitationssyndrom?

Syndrome, die mit einer abnorm schnellen Erregungsleitung zwischen Vorhof und Kammer (sog. atrioventrikulärer Kurzschluß) einhergehen, bezeichnet man als Präexzitationssyndrome.

Den Präexzitationssyndromen liegen atrioventrikuläre Kurzschlußverbindungen in Form von anatomischen Leitungsfasern (akzessorische Leitungsbahnen) zugrunde. Bislang wurden beschrieben:
- Kent-Bündel (akzessorische Leitungsbahn beim WPW-Syndrom),
- James-Bündel (mögliche akzessorische Leitungsbahn beim LGL-Syndrom),
- Mahaim-Bündel,
- Prinzmetal-Bahn [36].

Daneben werden Kurzschlußverbindungen im elektrophysiologischen Sinne ohne definierte anatomische Leitungsbahnen postuliert [43].

Die Abb. 19 veranschaulicht das Kent-Bündel (A und B) sowie das James- und Mahain-Bündel mit der entsprechenden Konfiguration der EKG-Bilder.

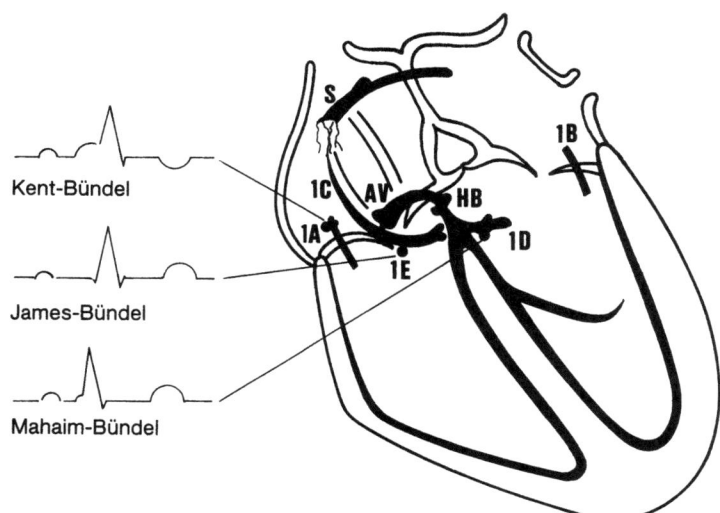

Abb. 19. Beschreibung im Text. S = Sinusknoten; AV = AV-Knoten; HB = His-Bündel; 1a = rechtes Kent-Bündel; 1b = linkes Kent-Bündel; 1c = James-Bündel; 1d = Mahaim-Bündel

Frage 35
Durch welche EKG-Änderungen sind WPW- und LGL-Syndrom gekennzeichnet?

Das Wolff-Parkinson-White-Syndrom ist durch folgende Merkmale im EKG charakterisiert:
- normale P-Welle,
- abnorm kurze PQ-Dauer,
- verbreiterter QRS-Komplex (0,11–0,14 s) zu Lasten der PQ-Zeit (<0,12 s),
- δ-Welle (Dauer 0,03–0,06 s) als Ausdruck einer vorzeitigen Erregung der Kammer.

Entsprechend dem Verlauf der Leitungsbahn zur linken bzw. rechten Kammer werden ein Typ A (sternal-positiv) und ein Typ B (sternal-negativ) unterschieden.

Da beim Lown-Gannong-Lewine-Syndrom die akzessorische Leitungsbahn unter Umgehung des AV-Knotens unmittelbar vom Vorhof zum His-Purkinje-System zieht, ist das elektrokardiographische Bild folgendermaßen charakterisiert:
- verkürzte PQ-Zeit,
- normaler QRS-Komplex,
- keine δ-Welle

Frage 36
Welche pathophysiologischen Mechanismen werden als Ursache für die verkürzte atrioventrikuläre Überleitung bei LGL-Syndrom angenommen?

Folgende Ursachen werden diskutiert:
1. Der posteriore Internodaltrakt (James-Bündel) vom Sinusknoten mündet vermutlich direkt am His-Bündel [91]. Allerdings bleibt diese Annahme sowohl aus anatomischer als auch aus physiologischer Sicht umstritten [52].
2. Es besteht eine funktionelle Längsdissoziation im anatomisch unauffälligen AV-Knoten mit einer schneller leitenden und einer langsamer leitenden Bahn [24, 75, 83].
3. Es liegt ein anatomisch kleiner AV-Knoten mit verkürzter Durchlaufzeit vor [2, 13].

Darüber hinaus wird eine isorhythmische Dissoziation zwischen Vorhof und Kammer [22] sowie die Theorie einer verspäteten Erregung des Vorhofmyokards („verspätetes P") bei normaler Leitung über die internodalen Trakte zum AV-Knoten und zu den Kammern diskutiert. Desgleichen eine verkürzte Durchlaufzeit durch den distalen Ansatz des James-Bündels am His-Bündel. Diese Annahmen sind rein hypothetisch und lassen sich durch intrakardiale Ableitungen nicht nachweisen [12, 22, 33, 75].

Die Tachykardien werden als kreisende Erregung in den dissoziierten Bahnen gedeutet, wobei Extrasystolen als auslösender Faktor eine entscheidende Rolle spielen [91].

Frage 37
Wie häufig treten paroxysmale Tachykardien beim WPW-Syndrom auf, und wie ist ihr Entstehungsmechanismus?

Nach Newman und Friedberg [81] neigen Patienten mit WPW-Syndrom in 40–80% der Fälle zu Tachykardien. In etwa 70% der Fälle treten supraventrikuläre und in 30% ventrikuläre Tachykardien auf. Die Kammertachykardie kann den Patienten vital bedrohen, insbesondere, wenn bei einem Patienten mit unbekanntem WPW-Syndrom Vorhofflimmern mit absoluter Tachyarrhythmie auftritt, wobei durch die schnelle Überleitung über die akzessorische Leitungsbahn Kammerflattern, -flimmern oder eine Spitzenumkehrtachykardie (Torsades de Pointes) induziert werden kann.

Die Entstehung beider Tachykardien ist auf einen Wiedereintritt der Erregung zurückzuführen. Die Voraussetzung für eine kreisende Erregung (reentry) ist die Möglichkeit einer bidirektionalen Leitung sowohl im His-Purkinje-System als auch im Bereich der akzessorischen Leitungsbahn. Dabei sind 2 Möglichkeiten gegeben:

1. Eine supraventrikuläre Extrasystole kann entsprechend dem Refraktärverhältnissen sowohl über die akzessorische Bahn als auch über den AV-Knoten geleitet werden. Ist zum Zeitpunkt der Erregungsfortleitung das Leitungssystem der akzessorischen Leitungsbahn refraktär, so wird die Erregung über die normale Leitungsbahn, d.h. über den AV-Knoten oder das His-Purkinje-System die Kammern erreichen. Nach erfolgter normaler Überleitung kann bei einer jetzt nicht mehr refraktären akzessorischen Leitungsbahn der Vorhof retrograd erneut erregt werden und dadurch eine kreisende Erregung auslösen. Entsprechend der normalen Erregungsfortlei-

tung ist im EKG der QRS-Komplex nicht verbreitet, was für eine supraventrikuläre Tachykardie spricht (Abb. 20a).
2. Trifft die atriale Extrasystole auf einen refraktären AV-Knoten, so wird die Erregung über die akzessorische Leitungsbahn (Kent-Bündel) in die Kammer und von der Kammer über die normale Leitungsbahn, einschließlich des AV-Knotens, retrograd zum Vorhof geleitet und kann von hier erneut durch die akzessorische Bahn zur Kammer gelangen und so eine kreisende Erregung induzieren. Entsprechend der pathologischen Erregungsfortleitung treten im EKG schenkelblockartige Deformierungen des QRS-Komplexes auf. Nun liegt eine ventrikuläre Tachykardie vor [11] (Abb. 20b).

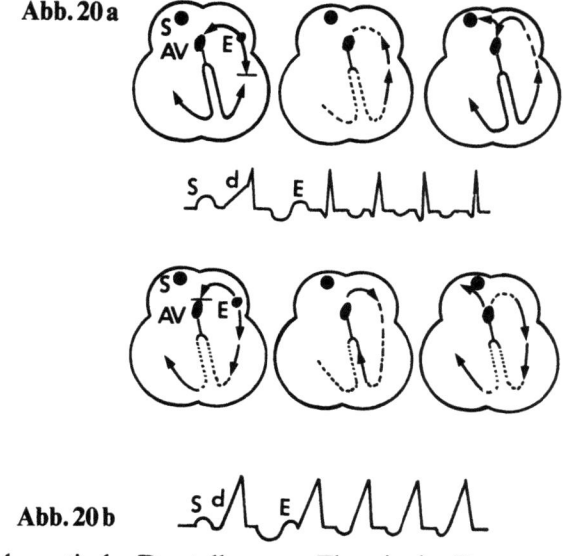

Abb. 20a

Abb. 20b

Abb. 20a + 20b. 20a) Schematische Darstellung zur Theorie der Entstehung von supraventrikulären und 20b) von ventrikulären Tachykardien bei WPW-Syndrom. S = Sinusknoten; AV = AV-Knoten; E = Extrasystole; d = Deltawelle

Frage 38
Was versteht man im Rahmen eines WPW-Syndroms unter einem „Frequenzfenster"?

Paroxysmale Tachykardien bei WPW-Syndrom werden nicht ausschließlich durch Extrasystolen ausgelöst, sondern sie können bei Vorliegen unterschiedlicher Refraktärverhältnisse im AV-Knoten bzw. in den akzessorischen Leitungsbahnen bei bestimmten Frequenzen spontan induziert werden. Dieser individuelle Frequenzrahmen als Auslösefaktor wird als „Frequenzfenster" bezeichnet.

Da die Patienten zumeist eine körperliche Belastung als Ursache des Tachykardieanfalls angeben, sollten solche Patienten physische Belastungen und eine sportliche Betätigung meiden [11].

Frage 39
Was versteht man unter einer Spitzenumkehrtachykardie?

Spitzenumkehrtachykardie (Synonyme: Umkehrtachykardie, chaotische Tachykardie) ist die deutsche Bezeichnung für die von Desertenne 1966 beschriebene und als „torsades de pointes" benannte besondere Form einer ventrikulären Tachykardie, deren EKG-Bild durch wechselartige Undulationen der QRS-Vektoren um die isoelektrische Linie mit breiten QRS-Komplexen gekennzeichnet ist (Abb. 21). Als Einleitungssymptom des Anfalls erscheint eine „seltsame Bigeminie" mit langer Verkopplungszeit [30, 92]. Die Kammerextrasystolen beginnen aus der U-Welle, bevor noch die isoelektrische Linie erreicht ist (R-auf U-Erscheinung). Schließlich löst eine Extrasystole eine Reihe von QRS-Komplexen mit verschiedenen Richtungen und Formen aus. Die R-Ausschläge machen nach 5–10 Aktionen eine Torsionsbewegung um die Grundlinie, und der Gipfel des QRS-Komplexes richtet sich bald abwärts, bald aufwärts. Daher kommt der Name „torsades de pointes", was „schlängelnde Stacheln" bedeutet. Der Anfall endet zumeist spontan (der Grundrhythmus kehrt zurück), rezidiviert jedoch rasch [92]. Die Spitzenumkehrtachykardie zählt zu einer lebensbedrohlichen Rhythmusstörung, so daß nur diejenigen Maßnahmen als wirk-

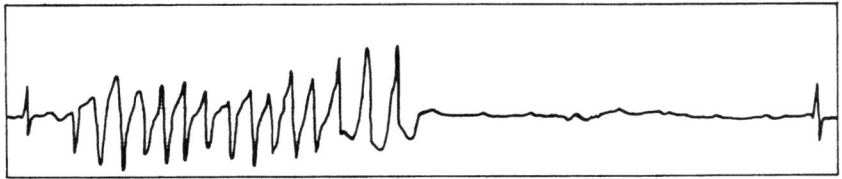

Abb. 21. Torsades de Pointes. Mit spontaner Beendigung der „Torsaden"

sam zu bezeichnen sind, die zu ihrer völligen Unterdrückung führen können [111].

Die hohe Kammerfrequenz von 220–250/min, die erreicht werden kann, führt zu einem besonders drastischen Absinken des Herzminutenvolumens und der Möglichkeit, in Kammerflimmern überzugehen [57].

Frage 40
Sind die Ursachen, die zur Spitzenumkehrtachykardie führen können, bekannt?

Folgende Grundkrankheiten werden in der Literatur [57, 111] aufgeführt:
- hochgradige Bradykardie;
- totaler AV-Block mit Kammerfrequenzen um oder <30/min;
- Elektrolytstörungen, vorwiegend eine Hypokaliämie, jedoch können Hypokalzämie und Hypomagnesiämie auch eine Rolle spielen; in diesen Fällen tritt eine Verlängerung der QT-Zeit auf;
- hochgradige Myokardischämie (akutes Stadium des Myokardinfarkts, instabile Angina, stabile Angina mit hochgradig stenosierter 3-Gefäßerkrankung). In vielen Fällen ist hier die QT-Zeit nicht verlängert;
- verschiedene Arzneistoffe (zumeist bei Überdosierungen), die zu einer starken Verlängerung der QT-Zeit führen können, wie trizyklische Pharmaka, Disopyramid oder Chinidin („Chinidinsynkope").

Frage 41
Was versteht man unter dem Jervell- und Lange-Nielsen-Syndrom?

Unter dieser Bezeichnung versteht man ein autosomal-rezessiv vererbtes Syndrom, das von Jervell und Lange-Nielsen 1957 beschrieben wurde. Das Syndrom ist durch eine abnorm verlängerte QT-Zeit, synkopale Anfälle (oft letal) und durch Innenohrschwerhörigkeit bzw. Taubheit charakterisiert [72].

Die Pathogenese ist immer noch nicht völlig geklärt. Diskutiert werden eine Störung im Bereich des sympathischen Nervensystems [89] und eine Überempfindlichkeit des gesamten Erregungsbildungs- und Erregungsleitungssystems [107]. Für diese Annahmen spricht der therapeutische Erfolg einer linksseitigen Stellektomie [79], der durch den Einfluß des linksseitigen Sympathikus auf die Erregbarkeit und die Flimmerschwelle des Myokards erklärt werden kann. Eine Stimulation des linken Ganglionstellatum führt zur Erniedrigung der Flimmerschwelle und steigert die Erregbarkeit des Myokards (Anm. d. Hrsg.). Bei erworbenen Formen werden Störungen des Elektrolythaushalts (Hypokaliämie!), Hypothermie, Myokardischämie und zerebrovaskuläre Erkrankungen angenommen [1].

Von Romano und Ward wurde eine Variante dieses Syndroms mit QT-Verlängerungen, aber ohne Schwerhörigkeit bzw. Taubheit, beschrieben. Diese Form wird autosomal-dominant vererbt [72].

Frage 42
Welche klinischen Symptome und EKG-Veränderungen treten beim QT-Syndrom auf?

Das klinische Leitsymptom sind synkopale Anfälle. Neben der QT-Verlängerung und Schwerhörigkeit bzw. Taubheit wurde fast regelmäßig eine verringerte physische und psychische Belastbarkeit als Auslöser von Synkopen [77, 90, 102, 106] mit ausgeprägter Gesichtsblässe im Anfall und Verdrehung der Augen nach oben beobachtet. In Einzelfällen auch Krampfanfälle [10, 106].

Zu den typischen EKG-Veränderungen zählen alternierende T-Wellen, d.h. rasch wechselnde T-Veränderungen mit gleichschenklig negativer, biphasischer oder isoelektrischer Morphologie, die als „Puzzling-EKG" (s. Abb. 22) bezeichnet wird [106]. Die relative QT-Zeit ist um 12–25%, im Extrem bis 60% verlängert. Nicht selten treten diese EKG-Veränderungen und synkopalen Anfälle erst unter Belastung auf.

Allerdings konnte die von einigen Autoren beobachtete Zunahme der QT-Zeit unter Belastung [53] von anderen Autoren nicht bestätigt werden [106].

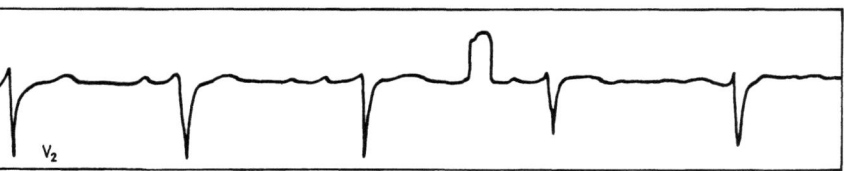

Abb. 22. EKG-Aufnahme bei QT-Syndrom. Veränderungen der T-Welle erfolgen von Aktion zu Aktion („puzzling"-EKG)

Frage 43
Welche Rhythmusstörungen werden beim QT-Syndrom am häufigsten beobachtet?

Dominierend sind Kammerflimmern, Kammertachykardien einschließlich „torsades de pointes" und ventrikuläre Extrasystolien [72, 99, 106]. Da das QT-Syndrom elektrophysiologisch durch eine verlängerte inhomogene Repolarisation gekennzeichnet ist, ist es denkbar, daß auf dieser Grundlage über Reentry-Mechanismen lebensbedrohliche ventrikuläre Dysrhythmien ausgelöst werden können [72]. Denkbar ist auch eine Verlängerung der vulnerablen Phase und damit die Wahrscheinlichkeit eines R-auf-T-Phänomens durch eine zufällig einfallende Extrasystole.

Für das Auftreten einer Asystolie, die in Einzelfällen bei QT-Syndrom beobachtet und beschrieben wurde [54, 84, 106], liegt z. Z. kein Denkmodell vor.

Frage 44
Welche Krankheitsbilder kommen beim QT-Syndrom differentialdiagnostisch in Frage?

1. Epileptische Anfälle beim Auftreten von Krampfanfällen.
2. Bei bradykarder Grundfrequenz ein Sinusknotensyndrom, bei dem auch ventrikuläre Rhythmusstörungen beobachtet werden konnten.

Gegen das Vorliegen eines Sinusknotensyndroms sprechen
- ventrikulärer Ursprung der Rhythmusstörung,
- adäquate Frequenzzunahme unter Belastung,
- deutlicher Anstieg der Frequenz nach Atropingabe,
- Anamnese (familiäre Belastung) [106].

Frage 45
Welche Kriterien liegen den „funktionellen" und welche den „organischen" Arrhythmien zugrunde?

Da in der Genese von Arrhythmien, insbesondere der Extrasystolie, bei Herzgesunden das autonome Nervensystem durch die Beeinflussung interner und externer Faktoren eine überragende Rolle spielt [31], sprach man bei Störungen des Herzrhythmus infolge vegetativer Labilität, Genußmittelkonsum oder Abdominalerkrankungen von „funktionellen" und bei kardialen Ursachen von „organischen" Arrhythmien.

Dank der Langzeitelektrokardiographie konnte inzwischen beobachtet werden, daß z. B. das häufige Auftreten von Extrasystolen bei Hochleistungssportlern, WPW-artig geformte Extrasystolen, ein breiter QRS-Komplex (160 s) oder ein kurzes Kupplungsintervall im Sinne des R-auf-T-Phänomens auch bei Herzgesunden auftreten kann [19, 34, 42, 56, 63, 100]; desgleichen daß das Verhalten von Extrasystolen unter körperlicher Belastung nicht mehr als ein sicheres Kriterium für die klinische Bewertung gilt, da sie bei Herzgesunden provoziert und bei Herzkranken unterdrückt werden können [105]. Demnach scheint der Vorschlag von Heinecker, die Rhythmusstörungen in „wahrscheinlich unbedeutende" und „wahrscheinlich bedeutsame" einzuteilen, gerechtfertigt zu sein, da die klinische Beurteilung von Extrasystolien auch für den erfahrenen Arzt schwierig sein kann [47].

Zur Beurteilung der Extrasystolien ist sowohl aus der Sicht der Behandlungsbedürftigkeit als auch aus ihrer prognostischen Bedeutung nach wie vor die Einteilung nach Lown richtungweisend.

In Zweifelsfällen ist der Patient umgehend in eine kardiologische Klinik einzuweisen.

Frage 46
Ist bekannt, welche Rhythmusstörungen letztlich dem plötzlichen Herztod unmittelbar vorausgehen?

An einer begrenzten und damit nicht repräsentativen Zahl von Patienten, die zum Zeitpunkt des plötzlichen Todes ein Langzeit-EKG trugen, konnte in den meisten Fällen unmittelbar vor dem plötzlichen Herztod das Auftreten von vermehrten R-auf-T-Phänomenen registriert werden, die zuvor im Bandspeicher-EKG nicht zu sehen waren. Bei einigen Patienten ging dem plötzlichen Tod eine Frequenzsteigerung und eine Zunahme der ventrikulären Extrasystolen als Ausdruck eines gesteigerten Sympathikotonus voraus.

In einem Fall löste trotz verminderter Gesamtextrasystolenzahl eine verbliebene Extrasystole Kammerflimmern aus.

Diese Beobachtungen weisen gleichzeitig auf die Gefahr hin, daß bei der Überprüfung der Therapie mit Hilfe des Langzeit-EKG die Reduktion angeblich „gutartiger" Extrasystolen als Therapieerfolg ausgelegt wird, während die tatsächlich potentiellen Ursachen, die zum Kammerflimmern führten (R-auf-T-Phänomen, Sympathikotonie, einzelne Extrasystole), weiter bestehen [27].

Die Abb. 23 gibt die Aufnahme einer ventrikulären Tachykardie von 180/min wieder, die meist dem Kammerflimmern und dem plötzlichen Herztod vorausgeht.

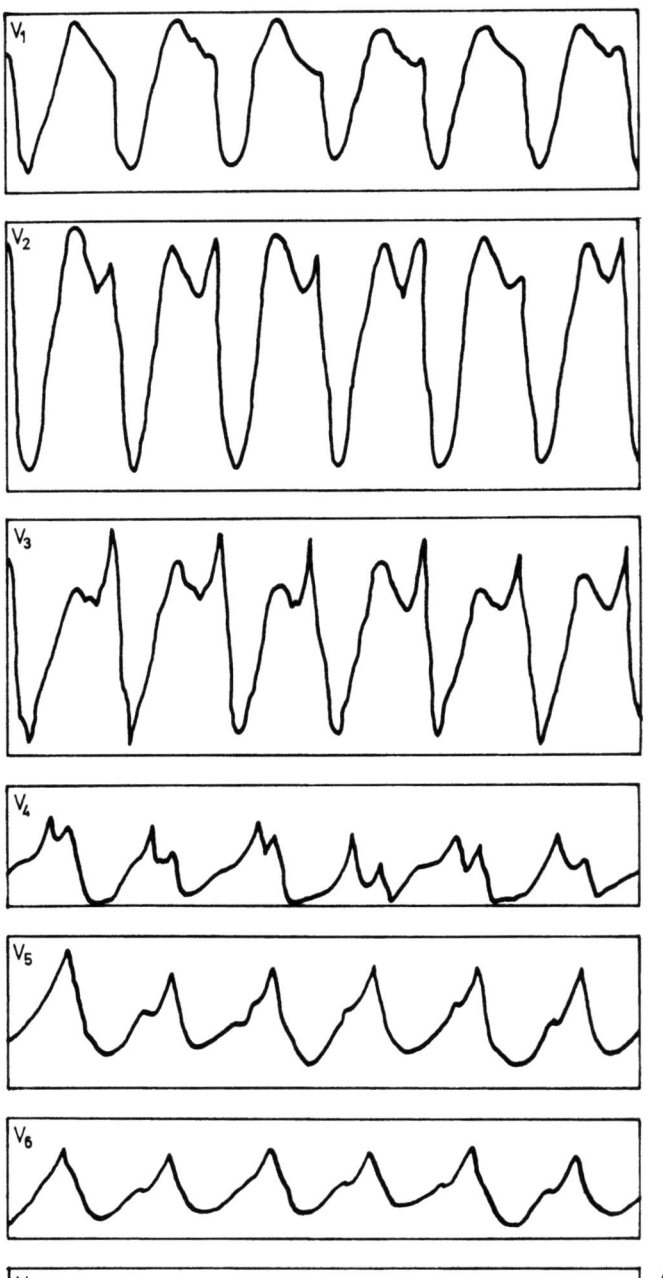

Abb. 23

Frage 47
Durch welche EKG-Merkmale kann in Zweifelsfällen eine atriale von einer ventrikulären Tachykardie unterschieden werden?

Die Differentialdiagnose zwischen ventrikulären und supraventrikulären Tachykardien kann Schwierigkeiten bereiten, wenn bei der supraventrikulären Tachykardie der QRS-Komplex infolge einer aberrierenden Fortleitung supraventrikulärer Impulse verbreitert ist.

Für einen supraventrikulären Ursprung sprechen folgende Kriterien:

- Rechtsschenkelblockartige Konfiguration.
- Die initialen QRS-Vektoren gleichen denen von normalgeleiteten supraventrikulären Impulsen.
- Die Ableitung V_1 zeigt häufig ein rSR'-Konfiguration, im Gegensatz zu der meistens monophasischen oder biphasischen Konfiguration bei ventrikulären Ektopien.
- Eine kleine Q-Zacke in V_6 ist bei ventrikulärer Ektopie selten, ihr Vorhandensein spricht somit für aberrierende supraventrikuläre Erregung [101].

Wenn das EKG nicht eindeutig ist, kann nur eine Korrelation aus elektrokardiographischen und klinischen Befunden die Diagnose sichern.

Beispiel: Das Auftreten von Vorhofwellen im Jugularisvenenpuls, wechselnde Stärke von Arterienpuls und Blutdruck bei unterschiedlicher Höhe von S_1 im EKG spricht für eine AV-Dissoziation. Treten jedoch diese Zeichen bei einer Pulsfrequenz von 180/min mit verbreiterten QRS-Komplexen im EKG auf, liegt mit hoher Wahrscheinlichkeit eine ventrikuläre Tachykardie vor.

Registriert man bei schmalen QRS-Komplexen Ausfälle oder Verschmelzungen von QRS-Komplexen oder zeigen frühere

EKG-Aufnahmen Komplexe gleicher Art, steht die Diagnose einer ventrikulären Tachykardie fest [46].

An der Jahrestagung der Deutschen Gesellschaft für Kreislaufforschung 1972 in Bad Nauheim empfahl Bender in Zweifelsfällen ex juvantibus Verapamil zu injizieren. Verschwindet die Tachykardie, war sie supraventrikulären Ursprungs; besteht sie weiter, liegt eine ventrikuläre Tachykardie vor.

Frage 48
Was versteht man unter einem Posttachykardiesyndrom?

Bei kurzandauernden paroxysmalen Tachykardieanfällen zeigt die Kammernachschwankung im EKG keine Veränderungen. Später kommt es infolge einer frequenzbedingten relativen Hypoxämie zur Senkung der ST-Strecke und zu Abflachungen oder zu negativen T-Wellen. Solche Veränderungen können noch einige Tage nach dem Sistieren der Tachykardie im EKG sichtbar bleiben und werden als Posttachykardiesyndrom bezeichnet [67].

Aus klinisch-therapeutischer Sicht ist diese Erscheinung insofern von Bedeutung, als die Veränderungen der Kammernachschwankungen nach einer medikamentösen Beseitigung der Tachykardie beim Therapeuten den Verdacht erwecken, diese würden durch eine unerwünschte Wirkung des Pharmakons induziert.[1]

---
1 eigene Erfahrungen des Hrsg.

Frage 49
Was versteht man unter inhomogener Repolarisation?

Unter inhomogener Repolarisation versteht man das Auftreten von unterschiedlich langen Aktionspotentialen und Refraktärzeiten in einzelnen Regionen des Herzens.

Im Routine-EKG kann man dies an ausgeprägten TU-Wellen oder TU-Anomalien erkennen. Werden bei repetitiver ventrikulärer Tachykardie solche EKG-Veränderungen beobachtet, so ist die Annahme einer reentry-Tachykardie auf der Basis einer inhomogenen Repolarisation berechtigt.

Solche ventrikulären Kreiserregungen können als Symptome beobachtet werden bei
- akutem Myokardinfarkt,
- stabiler Angina pectoris,
- Hypokaliämie,
- Glykosidintoxikation,
- längerer Einnahme von trizyklischen Antidepressiva.

Sie können aber auch anlagebedingt, wie z.B. beim Jervell- und Lange-Nielsen-Syndrom auftreten [69].

Frage 50
Was versteht man unter einer junktionellen Tachykardie, und wie kann man sie von einer atrialen Tachykardie unterscheiden?

Bei der junktionellen Tachykardie handelt es sich um eine Rhythmusstörung, die in der Umgebung des AV-Knotens oder des His-Bündels lokalisiert ist. Häufig sind junktionelle Tachykardien mit der klassischen paroxysmalen supraventrikulären Tachykardie identisch. Ihr bevorzugter Frequenzbereich liegt zwischen 150 und 220/min. Betroffen sind of gesunde jüngere Patienten, die mit Ausnahme der akzessorischen AV-Muskelbrücke in der Regel keinen pathologischen Befund aufweisen.
Die besten klinischen Kriterien zur Unterscheidung sind
- lange PQ-Zeit,
- strenge Bindung an eine 1:1-AV-Überleitung (numerische Beziehung zwischen P und R),
- schlagartige Beendigung durch Karotisdruck (AV-Block).

Die atriale Tachykardie persistiert auch bei Auslösung eines AV-Blocks (medikamentös oder durch Karotisdruck) [74].
In der Abb. 24 ist die Differentialdiagnose zwischen der atrialen und AV-junktionalen Tachykardie dargestellt.

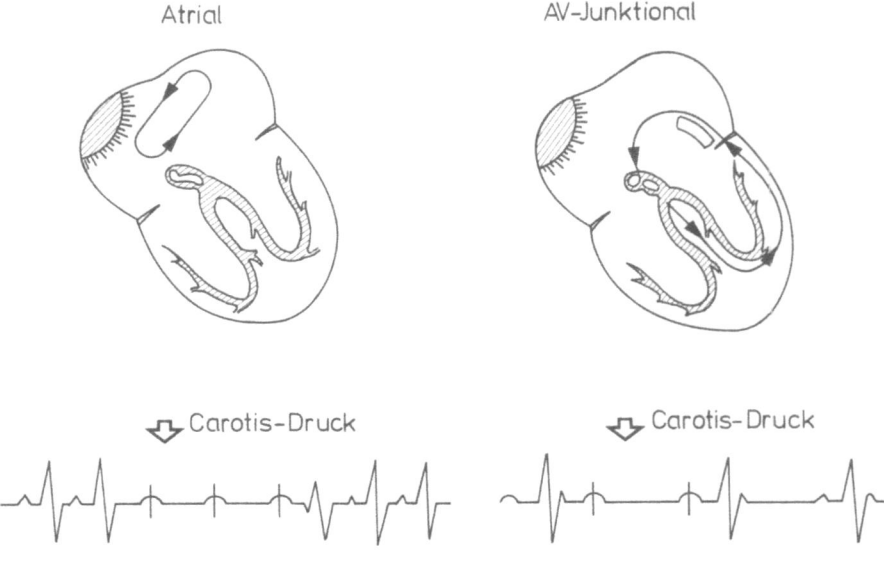

Abb. 24. Differentialdiagnose der supraventrikulären Tachykardie in atriale und AV-junktionale Tachykardie

Frage 51
Was sind Ursache und Charakteristik der Vorhoftachykardie mit Block? Welche Rhythmusstörungen kommen hier differentialdiagnostisch in Frage?

Bei der von Lown, Wyatt und Levine 1960 beschriebenen Vorhoftachykardie mit Block handelt es sich um eine ektope Tachykardie, die klinisch sehr selten paroxysmal, in Einzelfällen persistierend auftritt und zu Rezidiven neigt [40, 65].

Der Ursprung liegt im oberen rechten Vorhof in der Nachbarschaft des Vorhofseptums, was durch intrakavitäres Austasten des Atriums mittels eines Elektrodenkatheters nachgewiesen werden konnte.

Zu den Ursachen zählen folgende Erkrankungen:

- schwere Herzinsuffizienz,
- koronare Herzkrankheit, Myokardinfarkt,
- chronisches Cor pulmonale,
- rheumatische Vitien,
- angeborene Vitien,
- Myokarditis, Kardiomyopathien,
- Thyreotoxikose [40].

Digitalisintoxikationen mit oder ohne Hypokaliämie nehmen jedoch den ersten Platz ein [14, 35, 41, 70, 86, 97]. Bei digitalisierten Patienten tritt die atriale Tachykardie mit Block (ATB) doppelt so häufig auf wie bei Patienten ohne Digitalismedikation [65], so daß das Auftreten einer ATB geradezu als Indikator einer Digitalisüberdosierung angesehen wurde [41]. Gleiche Ansichten wurden von einer Reihe anderer Autoren geäußert (Agarwal, 1972, Burton, 1962, Friedberg, 1972, Harris, 1960, Oram, 1960, Resnekow, 1970, Smith, 1970). Nach Fricke et al. findet sich in ca. 50% der Fälle eine z. T. hochgradige Hypokaliämie [65].

Differentialdiagnostisch sind folgende Rhythmusstörungen abzugrenzen:
- Vorhofflattern, Vorhofflimmern,
- multifokale Vorhoftachykardie,
- junktionelle bzw. Bündelstammtachykardie,
- Sinustachykardie, wenn eine 1:1-Überleitung vorliegt (paroxysmale Form).

Frage 52
Wie sieht die elektrokardiographische Analyse bei der Vorhoftachykardie mit Block (ATB) aus?

Unter den von Lown [70] vorgegebenen Kriterien kann die EKG-Analyse folgendermaßen definiert werden:
- Die Vorhoffrequenz liegt im Mittel um 200/min (100–300/min). Sie kann inter- und intraindividuell stark variieren.
- Die Dauer der P-Welle ist gegenüber einem orthotopen Erregungsimpuls deutlich verkürzt.
- Die Amplitude der P-Welle ist auffällig niedrig.
- Die P-Wellen sind meistens spitzwinklig (zeltförmig) und unterscheiden sich deutlich von den P-Wellen früherer EKG-Aufnahmen.
- Am häufigsten findet man einen AV-Block vom Typ Mobitz II mit 2:1- oder (seltener) 3:1-Überleitung.
  In etwa 33% der Fälle sieht man eine Wenckebach-Periodik, AV-Dissoziation oder sogar einen totalen AV-Block. Daher liegt die Kammerfrequenz nur selten über 100–115/min, wodurch der paroxysmale Charakter verdeckt werden kann.
- Das P-P-Intervall ist häufig inkonstant und wegen der Kürze der Potentialdauer des Vorhofs isoelektrisch.
  Stellt man einen quantitativen Vergleich der EKG-Aufnahmen während der atrialen Tachykardie mit Block mit den früher und danach aufgenommenen Aufnahmen an, so lassen sich deutliche Unterschiede bezüglich P-Welle, PQ-Zeit, P-Dauer und P-Amplitude finden [40]. Die ATB bleibt durch Karotissinusdruck unbeeinflußt; der Blockierungsgrad kann sich nur verstärken [65].

Frage 53
Wodurch unterscheidet sich die multifokale Vorhoftachykardie von der ATB?

Die seltene multifokale Vorhoftachykardie sieht man vorwiegend bei einer Überlastung des rechten Herzens und bei Digitalisintoxikationen. Sie ist durch die Aktivität mehrerer ektoper Zentren im Vorhof mit verschiedener Morphologie der P-Wellen und den entsprechend unterschiedlichen Überleitungszeiten charakterisiert [40, 76].

Nebeneinander können hochgradige AV-Blockierungen und Blockierungen durch sog. „verborgene Leitung" auftreten. Eine Differenzierung zur ATB ist infolge des meist uniformen EKG-Bildes der ATB in der Regel aus dem Standard-EKG möglich [40].

Frage 54
Kann der lokale Ursprung von Extrasystolen im Myokard elektrokardiographisch erfaßt werden?

Eine Reihe bekannter Kardiologen vertritt die Ansicht, daß linksventrikuläre Extrasystolen im EKG das Bild eines Rechtsschenkelblocks und rechtsventrikuläre Extrasystolen das Bild eines Linksschenkelblocks im EKG zeigen [25, 50, 55, 86, 98]. Diese Ansicht erwies sich als nicht ganz richtig, da z. B. beim Vorliegen eines Aneurysma in der linken Kammer linksventrikuläre Extrasystolen auftraten, und Extrasystolen aus dem Kammerseptum nicht selten das Bild eines Linksschenkelblocks im EKG aufweisen können [66, 94, 96].

Zur Bestimmung des Ursprungsorts scheint sich der Hinweis von Spang bislang am ehesten bewährt zu haben [94]:
1. Ist die R-Zacke einer Extrasystole am größten in der Abl. I, liegt der Ursprung in den rechten basalen Teilen des Myokards. Ist der QRS-Komplex der Extrasystole in Abl. I negativ, liegt der Ursprung im linken apikalen Teil des Myokards.
2. Ist die R-Zacke der Extrasystole am größten in der Abl. II, liegt der Ursprung im basalen Teil. Ist der QRS-Komplex der Extrasystole in der Abl. II negativ, liegt der Ursprung im apikalen Teil des Herzens.
3. Ist der Befund in der Abl. III dem aus der Abl. II sehr ähnlich, weist das darauf hin, daß der Ursprung der Kammerextrasystole medial in der rechten oder linken Kammer liegt.

Allerdings wies Holzhammer darauf hin, daß bei der elektrokardiographischen Bestimmung des Ursprungsorts von Extrasystolen die Herzlage im Thorax zu berücksichtigen ist.

Beim EKG-Bild eines Rechtsschenkelblocks mit aberranter Fortleitung der Erregung durch die Kammern liegt der Ursprung der Extrasystolen in 85% der Fälle *supraventrikulär* [26], da die Refraktärität der Zellen des rechten His-Bündels ausgeprägter ist als die des linken [18].

Frage 55
Ist die Ermittlung der Lokalität von ventrikulären Extrasystolen von klinischer Bedeutung?

Hierzu liegen unterschiedliche Ansichten vor. Eine Reihe von Autoren ist der Ansicht, daß bei ventrikulären Extrasystolen in Form eines Linksschenkelblockbildes keine, bei Rechtsschenkelblockbildern aber eine organische Erkrankung des Myokards vorliegt [25, 50, 68, 98, 103]. Andere Autoren bestreiten diese Darstellung [13, 49, 67, 94].

Frage 56
Was versteht man unter einer Antesystolie mit „Ziehharmonikaeffekt"?

Antesystolie ist ein von Holzmann [81] eingeführtes Synonym für die Präexzitation, d. h. für eine vorzeitige Kammererregung durch eine akzessorische Leitungsbahn, wie z. B. bei WPW-Syndrom. Das WPW-Syndrom kann konstant, inkonstant oder auch vereinzelt auftreten.

Findet man bei genauer Messung im EKG, daß die QRS-Breite durch Änderung der δ-Welle von Aktion zu Aktion kürzer oder breiter wird und die PS-Zeiten unverändert bleiben, d. h., daß die QRS-Änderungen nur zu Lasten oder zugunsten der PQ-Zeit gehen, spricht man von einem „Ziehharmonikaeffekt" (eng. „concertina effect"), welcher auf das Vorliegen eines inkonstanten WPW-Syndroms hinweist.

Der Effekt kann auch durch Reizung des Sympathikus (Belastung, Atropingabe) oder des Vagus (Bulbus-, Karotisdruck) ausgelöst und damit die Diagnose eines inkonstanten WPW-Syndroms gesichert werden [67].

Frage 57
Was versteht man unter einer Rechtsverspätungskurve und was unter einem „divergierenden Schenkelblock"?

Die Rechtsverspätungskurve ist eine Formabweichung, formal eine Miniaturform des klassischen Rechtsschenkelblocks. Die Diagnose wird, wie bei allen abnormen rechtspräkordialen Ausbreitungen der Erregung, nur aus dem Formablauf in den entsprechenden präkordialen Ableitungen gestellt, in denen man nur eine plumpe R-Zacke mit gegenüber links verspätet einfallendem oberem Umschlagspunkt findet. Wenn eine simultane Unterbrechung vom rechten Schenkel und von einem der beiden linken Faszikeln vorliegt, spricht man von einem „divergierenden Schenkelblock" [67] oder einem inkompletten bilateralen Schenkelblock [88].

Die Abb. 25a veranschaulicht schematisch den distalen Teil des Reizleitungssystems und die EKG-Veränderungen bei einem Rechtsschenkelblock mit linksanteriorem Hemiblock (links) und einem Rechtsschenkelblock mit linksposteriorem Hemiblock (rechts).

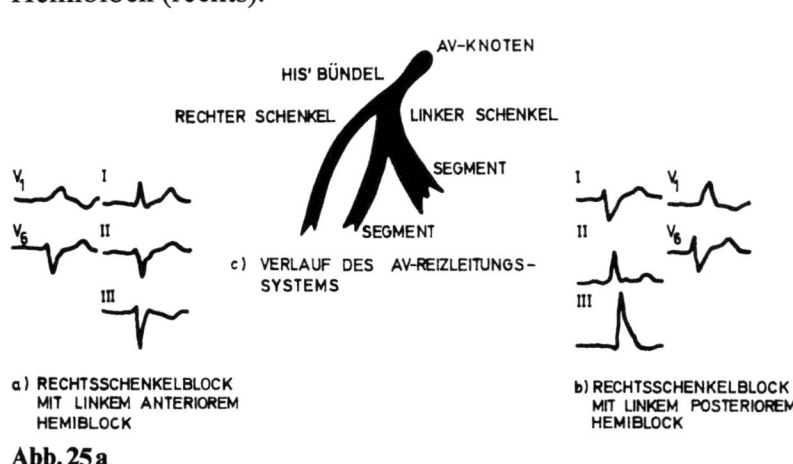

Abb. 25 a

Die Abb. 25 b zeigt die EKG-Aufnahme des Übergangs von einem Rechtsschenkelblock mit linksanteriorem Hemiblock in einen totalen AV-Block bei einem Patienten mit Vorderwandinfarkt [88].

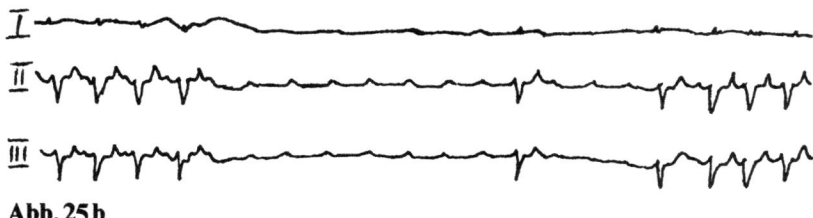

Abb. 25 b

Frage 58
Wie lautet die Definition der rhythmogen bedingten kardialen Synkope, wie sind ihre Verlaufsvarianten und welche Krankheitsbilder kommen hier differentialdiagnostisch in Frage?

Bei kardialer Synkope (Adams-Stokes-Anfall) lassen sich ätiologisch 2 Formen unterscheiden: die hyperdyname tachysystolische und die hypodyname asystolische Form, die als Folge von Kammerflimmern (-flattern) bzw. eines totalen SA- oder AV-Blocks auftreten können.

Die Verlaufsvarianten des Adams-Stokes-Syndroms können sich unterschiedlich stark manifestieren. Nach Anschütz [3] können bei älteren Patienten schon ein Einnicken oder momentane Schlafzustände auf eine kardiale Synkope zurückgeführt werden. Am häufigsten sieht man leichte Anfälle, die sich in der Anamnese oft als vorübergehende Schwäche- oder Schwindelzustände darstellen. Die Symptomatik hängt von der Dauer der Asystolie bzw. des Flimmerns ab, wobei folgende Anhaltszahlen angegeben werden [3]:

3– 4 s: flüchtiger Schwindel,
10–20 s: Bewußtseinsverlust,
25–30 s: Zyanose, Krampfanfälle,
  60 s: Schnappatmung, Atemstillstand,
3– 4 min: Exitus letalis.

Differentialdiagnostisch ist die kardiale Synkope primär von epileptischen Krämpfen abzugrenzen: bei der kardiogenen Synkope verlaufen die Krampfanfälle ungeordnet als Streckkrämpfe, die Augen sind bei starrem Blick leicht geöffnet, der Puls nicht tastbar. Die epileptischen Krampfanfälle sind generalisiert und rhythmisch.

Frage 59
Was sind Ursachen von Bradykardien, welche klinische Bedeutung haben sie?

Der Bradykardie (Herzfrequenz <60/min) kann eine Sinusknotendysfunktion oder eine verlangsamte sinuaurikuläre oder atrioventrikuläre Überleitung zugrunde liegen.

Ursachen:
- konstitutionelle Parasympathikotonie (jugendliche Astheniker),
- Erreichen der normalen Frequenzhöhe erst unter Belastung (bei trainierten Personen und Sportlern),
- Infektionskrankheiten: Typhus abdominalis, Influenza, Meningitis,
- intrakraniale Drucksteigerungen,
- Ikterus (bradykarder Effekt der Gallensäure).

Eine ausgeprägte Bradykardie (um 40/min) läßt sich von einem Ersatzrhythmus niederfrequenter nomotoper Automatiezentren nur im EKG unterscheiden (normales EKG mit PQ-Verlängerungen bis 0,22 s).

Atrioventrikuläre Leitungsstörungen treten am häufigsten als Folge von organischen Veränderungen im Bereich des His-Bündels oder des rechten bzw. linken Schenkels auf.

Ursachen:
- unspezifische sklerotische Herde zu Beginn des akuten Myokardinfarkts,
- Koronarsklerose oder entzündliche Prozesse (Myokarditiden),
- Medikamente wie Digitalis, Antiarrhythmika, β-Blocker, Prostigmin,
- kongenital [37, 67].

Bradykardien können zur Entstehung ektopischer Zentren aus folgenden Gründen führen:
- Die Phase, in der Ektopien wirksam werden können, nämlich die Diastole, nimmt zu.
- Die asynchrone Repolarisation, d. h. das Nebeneinanderliegen von erregten und nichterregten Fasern, eine Voraussetzung für die fokale Wiedererregung, wird bei langsamen Frequenzen stimuliert.

Das klinische Korrelat besteht in den Extrasystolen bei Bradykardie und höhergradigen AV-Blockierungen. Umgekehrt sind Arrhythmien zu Beginn des kardiogenen Schocks selten, weil die vorliegende Sinustachykardie die Entwicklung einer Ektopie weitgehend unterdrückt [15, 16].

Frage 60
Im letzten Jahrzehnt haben sich die Vorstellungen über die möglichen Störungen der Erregungsleitung wesentlich erweitert. Wie lautet heute die systematische Klassifizierung der im EKG sichtbaren Blockbilder?

Frühere Klassifizierungen haben nicht berücksichtigt, daß sich der linke Schenkel des His-Bündels schon sehr frühzeitig in 2 Faszikel aufzweigt, den linksanterioren und den linksposterioren Faszikel. Beide können isoliert von Leitungsstörungen betroffen werden. Die Blockierung eines dieser Faszikel wird nach Rosenbaum als Hemiblock bezeichnet. Da jeder der 3 Hauptäste des Erregungsleitungssystems isoliert unterbrochen werden kann, sind 3 unifaszikuläre Blockbilder möglich:
1. Rechtsschenkelblock,
2. linksanteriorer Hemiblock,
3. linksposteriorer Hemiblock.

Abb. 26 [aus 67] veranschaulicht eine schematische Darstellung uni-, bi- und trifaszikulärer Blockbilder.

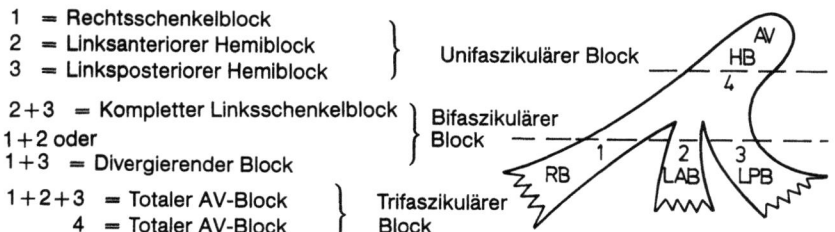

1 = Rechtsschenkelblock	
2 = Linksanteriorer Hemiblock	Unifaszikulärer Block
3 = Linksposteriorer Hemiblock	
2+3 = Kompletter Linksschenkelblock	
1+2 oder	Bifaszikulärer Block
1+3 = Divergierender Block	
1+2+3 = Totaler AV-Block	Trifaszikulärer Block
4 = Totaler AV-Block	

Abb. 26. Schematische Darstellung uni-, bi- und trifaszikulärer Blockbilder. AV = AV-Knoten; HB = His-Bündel; RB = Rechter Schenkelblock; LAB = Linksanteriorer Block; LPB = Linksposteriorer Block

Frage 61
Wer hat die His-Bündel-Elektrographie als Untersuchungsmethode in die Klinik eingeführt, und welche Bedeutung kommt ihr zu?

Im Jahre 1960 berichteten Giraud, Puech und Latour als erste über eine erfolgreiche Registrierung von His-Bündel-Potentialen bei einer Patientin mit Fallot' Trilogie. Eine ähnliche Mitteilung erfolgte später von Watson und Lowe. Eine Standardisierung der Kathetertechnik zur Aufnahme von His-Bündel-Elektrogrammen (HBE) als routinemäßige Untersuchungsmethode in der Klinik ist auf Scherlag, Damato und Narula zurückzuführen.

In der Bundesrepublik Deutschland wurden His-Bündel-Potentiale zuerst von Neuss und Schlepper aufgenommen.

Inzwischen etablierte sich die His-Bündel-Elektrographie (HBE) als eine unentbehrliche Methode in hierzu personell und apparativ ausgestatteten Kliniken; sie ermöglicht eine genaue Diagnostik von Störungen der Erregungsbildung und Erregungsleitung des Herzens und eine gezielte Behandlung von Herzrhythmusstörungen. Differentialtherapeutische Überlegungen werden heute größtenteils durch HBE-Befunde beeinflußt.

Neben einer genauen Analyse der elektrophysiologischen Erregungsabläufe können mittels HBE auch die unterschiedlichen Entstehungsmechanismen von Rhythmusstörungen oft aufgedeckt werden, desgleichen die vielfältigen Wirkungsmechanismen von Antiarrhythmika. Man sollte heute kein potentes Antiarrhythmikum in den Handel einführen, bevor nicht seine elektrophysiologischen Eigenschaften und antiarrhythmischen Effekte mittels HBE untersucht wurden.

Darüber hinaus hilft diese Methode wesentlich, bezüglich differenter invasiver Therapiemaßnahmen Entscheidungen zu treffen. Hierbei ist zu denken an Schrittmacherindikationen oder chirurgische Eingriffe, wie z. B. Durchtrennung von Reentryleitungsbahnen bei lebensbedrohlichen Rhythmusstörungen, die sich gegenüber jeder medikamentösen Behandlung als resistent erwiesen haben.

Frage 62
Wann ist die Langzeit-Elektrokardiographie indiziert?

Für die Langzeit-Elektrokardiographie liegen folgende Indikationen vor:
1. Objektivierung anamnestischer Angaben
2. Abklärung der Schrittmacher-Indikation
3. Krankheiten, die zu Arrhythmien neigen:
   - Koronare Herzkrankheit
   - Hypertrophe kongestive Kardiomyopathie
   - Mitralklappenprolaps (Morbus Barlow)
   - Präexzitationssyndrome (WPW-, LGL-Syndrom)
   - Aortenklappenvitien
4. Therapiekontrolle
   - Antiarrhythmika
   - Herzschrittmacher
5. Passager auftretende Schenkelblockbilder

Frage 63
Welche Klassifizierungen von ventrikulären Extrasystolien sind heute richtungsweisend?

Richtungsweisend ist nach wie vor die modifizierte Einteilung nach Lown und Wolf aus dem Jahre 1971 (Abb. 27).
In letzter Zeit hat sich jedoch in Fachkreisen die modifizierte Klassifizierung von Bethge, Klein und Lichtlen aus dem Jahre 1979 nach den quantitativen und qualitativen Kriterien ventrikulärer Extrasystolien etabliert (Abb. 28 siehe S. 88).

At present the grading system for VPB has been modified:

Grade	Observed
0	No ventricular ectopic beats
1	Occasional, isolated VPB
2	Frequent VPB (> 1/min or 30/hr)
3	Multiform VPB
4	Repetitive VPB
(a)	Couplets
(b)	Salvos
5	Early VPB

Abb. 27

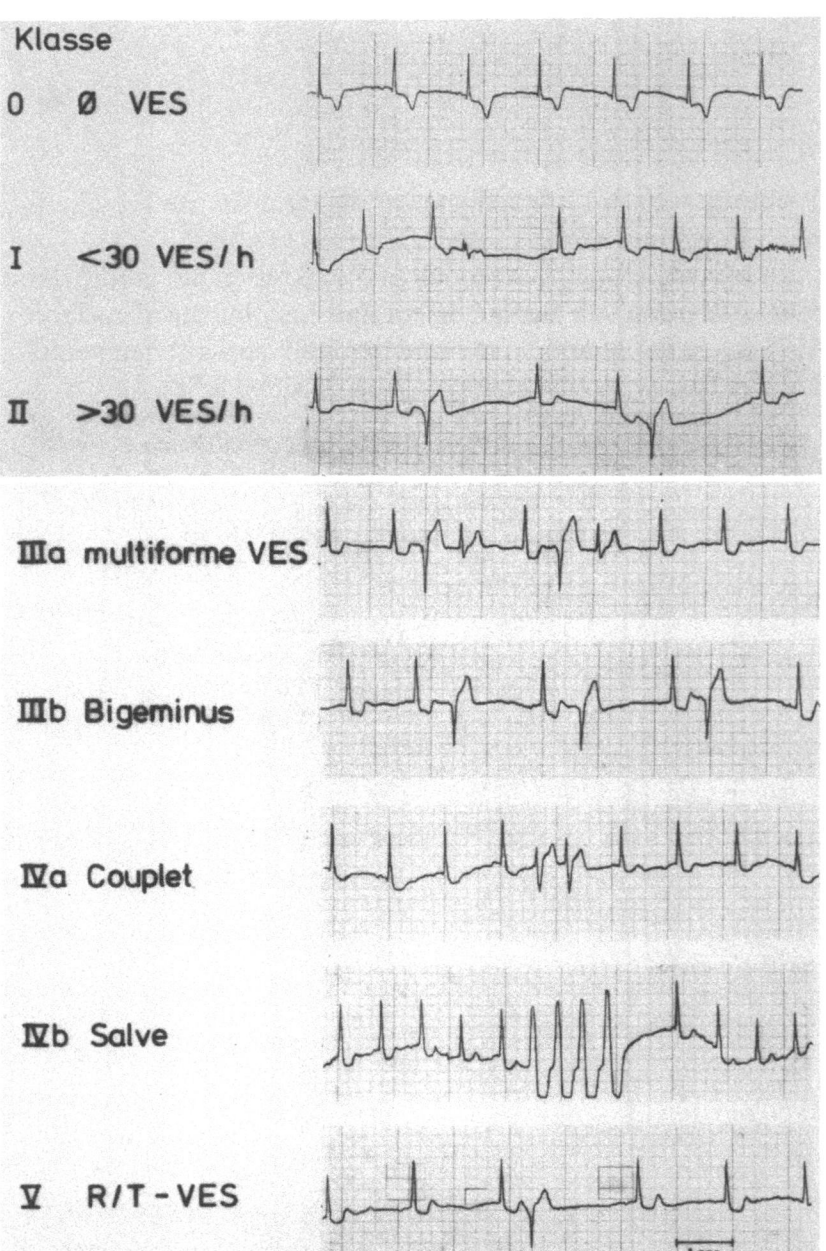

Abb. 28

Die 6 Entwicklungsstufen des Doktors, der sich der Diagnostik und Therapie von Herzrhythmusstörungen widmet:

1. *Das glückliche Stadium:*   Er weiß nichts von den Problemen.
2. *Das normale Stadium*   Er sieht, daß es Probleme gibt, die er nicht versteht.
3. *Das optimistische Stadium:*   Jetzt glaubt er, alles zu verstehen.
4. *Das depressive Stadium:*   Er hat den Eindruck, nichts mehr zu verstehen.
5. *Das Stadium der Selbstbefriedigung:*   Er versteht nichts, aber er hat für alles eine Erklärung.
6. *Ideales Stadium, für das bislang noch kein Anwärter gefunden wurde:*   Er versteht alles und kann alles erklären.

[92]

Anhang

Summationsdarstellung der Kontraktilitätsbeeinträchtigung durch Antiarrhythmika bei Patienten mit wesentlich eingeschränkter Funktion des linken Ventrikels und Arrhythmien der Lown-Klassen III–V.

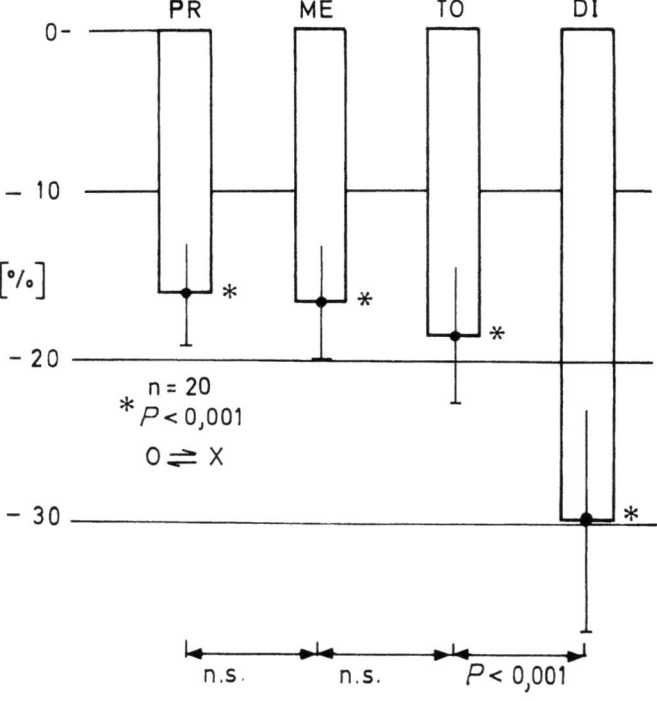

Abb. 29. Echokardiographische Ermittlung der Parameter: Herzfrequenz, linksventrikuläre Bewegungsamplitude, Faserverkürzung und Mitral-Septum-Separationsindex.
PR = Propafenon (Abnahme um 16%) TO = Tocainid (Abnahme um 19%)
ME = Mexiletin (Abnahme um 17%) DI = Disopyramid (Abnahme um 30%)
(aus: H. A. Wester et al., Einfluß von Antiarrhythmica auf die Myokardfunktion, DMW 1982, 107. Nr. 34)

Literatur

1. Abbildskow JA (1979) The prolonged QT-interval. Am Rev Med 30: 71
2. Anderson RH et al. (1973) Study of conducting tissue in a case of ventricular preexcitation. Br Heart J 35: 566
3. Anschütz F (1976) Kardiogene Synkopen. Diagnostik 9: 73
4. Antoni H (1978) Ursachen der sogenannten vulnerablen Periode des Herzens und ihre Beziehungen zur elektrischen Flimmerschwelle. In: Berichte über die wissenschaftliche Tagung der Forschungsstelle für Elektropathologie, Oktober 1978 in Freiburg i. B.
5. Antoni H (1977) Zur Pathogenese von Herzrhythmusstörungen in der Intensivmedizin. Intensivmedizin 21: 62
6. Antoni H, Engstfeld G (1961) Verh Dtsch Ges Kreislaufforsch 27: 232
7. Antoni H, Herkel K, Fleckenstein A (1963) Pflüg Arch 227: 663
8. Antoni H, Oberdisse E (1965) Pflüg Arch 284: 259
8 a. Antoni H (1975) Elektrophysiologische Äquivalente bei Herzrhythmusstörungen. Verh Dtsch Ges Inn Med, Sonderdruck, Bergmann, München
9. Aronson RS et al. (1980) Electrophysiology mechanism of cardiac arrhythmias. Cardiovasc Rev Rep 1: 403
10. Athanasiou DJ, Wiener C (1972) Das Jervell- und Lange-Nielsen-Syndrom. MMW 114: 698
11. Balzer K et al. (1981) Probleme zur Diagnostik und Therapie des Woll-Parkinson-White-Syndroms. Med Welt 41: 3
12. Bellet JK, Jedlicka J (1969) Sinuventricular conduction and its relation to sino-atrial conduction. Am J Cardiol 24: 831
13. Bell JHN et al. (1974) Ventricular aneurysmectomy for recurrent tachyarrhythmias. Austr NZ J Med 4: 253
14. Bisteni A et al. (1960) A new approach for the recognition of ventricular premature beats. Am J Cardiol 5: 358
15. Bleifeld W (1971) Der neueste Stand der klinischen Therapie der tachykarden Arrhythmien. Dtsch Med J 22: 309
16. Bleifeld W, Merx W (1970) Primäre und sekundäre Arrhythmien beim Herzinfarkt. Verh Dtsch Ges Inn Med 76: 611

16a. Bethge KP (1982) Langzeit-Elektrokardiographie. Springer, Berlin Heidelberg New York
17. Blömer H et al. (1975) Das Sinusknoten-Syndrom. Z Kardiol 64: 697
18. Bodenheimer MM et al. (1977) Relation between the site of origin of ventricular complexes and the presence and severity of coronary artery disease. Am J Cardiol 40: 865
19. Börger HH (1977) Bedeutung der Behandlung der Extrasystolie. Med Klin 72 (41): 1661
20. Breithardt G et al. (1982) Die mögliche Bedeutung von Spätpotentialen für die Identifizierung von Patienten, die einer antiarrhythmischen Therapie bedürfen. In: Schlepper M, Olsson B (1983) Kardiale Rhythmusstörungen, Bericht, 1. Inter Rytmonorm Kongreß, 05, München, 1982 Springer, Berlin Heidelberg New York
21. Brennan FJ et al. (1975) Electrophysiological effects of Lidocaine on depressed cardiac Purkinje-fibers. Circulation (Supp II) 85
22. Caracta AR et al. (1973) Electrophysiologic studies in the syndrom of short R-R interval and normal QRS complex. Am J Cardiol 31: 245
23. Carpentier R, Vasalle M (1971) Enhancement and inhibition of a frequency-activated electrogenic sodium pump in cardiac Purkinje-fibers. In: Kao FF et al., Research in physiology: A libermemoralies in honor of Dr Chandler McCusky. Brooks Auto Gaggi, Bologna
24. Castellanos A et al. (1971) Hisbundle electrograms in patients with short P-R intervals, narrows QRS complexes and paroxysmal tachycardias. Circulation 43: 667
25. Castellanos A jr et al. (1970) The electrocardiogram in patients with pacemakers. Prog Cardiovasc Dis 13: 190
26. Chapman JH et al. (1975) Idiopathie ventricular tachycardia. Am J Med 59: 470
27. Coumel P, Leclerque JF (1982) Wirksamkeit von oral verabreichtem Propafenon bei supra- und ventrikulären Arrhythmien. Erfahrungsbericht über 47 Fälle. In: Schlepper M, Olsson B (1983) Kardiale Rhythmusstörungen, Bericht, 1. Inter Rytmonorm Kongreß München 1982 Springer, Berlin Heidelberg New York
28. Cranefield PF (1977) Actionpotentials, afterpotentials and arrhythmias. Circ Res 41: 45
29. Cranefield PF et al. (1971) Circ Res 28: 199
29a. Denes P et al. (1973) Demonstration of dual AV-nodal pathways in patients with paroxysmal supraventricular tachycardia. Circulation 48: 549
30. Desertenne F et al. (1966) Actual Cardiol 15: 241

31. Dietz W, Walzer J (1974) Herzrhythmusstörungen bei gesunden Personen. Med Klin 69: 1469
32. Dittrich J et al. (1979) Reversibilität des Sinusknoten-Syndroms? Med Welt 30 (15): 546
33. Douglas JE (1972) Lown-Ganong-Levine-Syndrome (letter) Circulation 45: 1143
34. Durrer D et al. (1970) Preexcitation revisited. Am J Cardiol 25: 690
35. Esser H et al. (1975) Multifokale Vorhoftachykardie. Verh Dtsch Ges Inn Med 81: 144
36. Ferrer J (1968) The sick-sinus-syndrome in atrial disease. JAMA 206: 645
37. Fontana A, Fuchs P (1976) Zur Behandlung von Herzrhythmusstörungen. Schweiz Med Wochenschr 114 (6): 103
38. Fozzard HA (1980) Electrophysiology of the Heart; the effects of ischemia. Hosp Pract 5: 61
39. Franke H (1963) Über das Karotis-Sinus-Syndrom und den sogenannten hyperaktiven Karotis-Sinus-Reflex. Schattauer, Stuttgart
40. Fricke G et al. (1975) Über die Vorhoftachykardie mit atrioventrikulärer Blockierung. Verh Dtsch Ges Inn Med 81: 141
41. Fricke G et al. (1977) Zur Klinik der Vorhoftachykardie mit AV-Blockierung. Herz/Kreisl 9 (7): 395
42. Gadermann E (1968) Die Extrasystolie. Internist (Berlin) 7: 305
43. Gallagher JJ et al. (1974) Prog Cardiovasc Dis 20: 285. In: Balzer K et al. (1981) Probleme zur Diagnostik und Therapie des Wolff-Parkinson-White-Syndroms. Med Welt 41: 3
44. Goaux JC et al. (1947) Auricular fibrillation with aberration simulating ventricular paroxysmal tachycardia. Am Heart J 74 (37) S 1306
44 a. Goldreyer BN, Damato AN (1971) The essential Role of atrioventricular conduction delay in the initiation of paroxysmal ventricular tachycardia. Circulation 43: 679
44 b. Hager W, Bischoff KO (1979) Einige neuere Begriffe bei Erregungsbildungs- und leitungsstörungen. Med Klin 74 (37) S 1306
45. Hauswirth O et al. (1968) Adrenaline mechanism of action on the pacemaker potential in cardiac Purkinje-fibers. Science 162: 916
46. Heger JJ, Fish C (1981) Beurteilung kardialer Arrhythmien (I). Tempo medical, 3
47. Heinecker R (1975) EKG in Praxis und Klinik. Thieme, Stuttgart New York
48. Hogan PM, Davis LD (1971) Electrophysiological characteristics of canine atrial plateau fibers. Circ Res 2: 62

49. Holmann M (1960) Die Rhythmusstörungen des Herzens. Handbuch Innere Medizin Bd 9/2 Springer, Berlin Heidelberg New York
50. Hunt D et al. (1969) Ventricular aneurysmectomy for recurrent tachycardia. Br Heart J 31: 264
51. Janse MJ et al.(1980)Flow of „injury" current and patterns of excitation during early ventricular arrhythmias in acute regional myocardial ishemia in isolated porkine and canine hearts. Circ Res 47: 152
52. Janse MJ, Anderson RH (1974) Spezialised internodal atrial pathways-fact or fiction? Eur J Cardiol 2: 117
53. Jervell A, Lange-Nielsen F (1957) Am Heart J 54: 59
54. Jervell A et al. (1966) Am Heart J 62: 582
55. Josephson M et al. (1973) Recurrent sustained ventricular tachycardia, 4: pleomorphism. Circulation 54: 459
56. Jung K (1974) Herzrhythmusstörungen bei Sportlern. Med Welt (NF) 25: 263
57. Kaindl F, Zilcher H (1982) Herzrhythmusstörungen und ihre Behandlung. Z Allg Med 58: 6
58. Kaplan MB et al. (1973) Tachycardia-bradycardia-Syndrome (so called „sick-sinus-syndrome") Pathology, Mechanism, Treatment. Am J Cardiol 31: 497
59. Kaplinsky E et al. (1981) Instantaneus and delayed ventricular arrhythmias after reperfusion of acutely ishemic myocardium. Evidence of multiple mechanisms. Circulation 63: 333
60. Kaplinsky E et al. (1979) Two periods of early ventricular arrhythmias in canine acute myocardial infarction model. Circulation 60: 397
61. Kaufmann G (1976) Medikamentöse Therapie tachykarder Herzrhythmusstörungen. Schweiz Med Wochenschr 106 (18): 607
61 a. Kisten AD (1963) Multiple pathways of conduction and reciprocal rhythm with interpolated ventricular premature systoles. Am Heart J 35: 542
62. Klein G et al. (1979) Ventricular fibrillation in the WPW-Syndrome. N Engl J Med 301: 1080
63. Korth C, Schmidt J (1970) Extrasystolen bei gesunden Männern. Z Kreislaufforsch 59: 9
64. Kramer HH et al. (1982) Herzrhythmusstörungen im Kindesalter: wann und wie behandeln? Notfallmedizin 8: 1269
65. Kühns K et al. (1972) Über die Vorhoftachykardie mit AV-Block. MMW 114: 707
66. Langendorf R (1951) Aberrant ventricular conduction. Am Heart J 41: 700
67. Lemmerz AH, Schmidt RR (1976) Auswertung und Deutung des

ko, einen plötzlichen Herztod zu sterben. In: Schlepper M, Olsson B, Kardiale Rhythmusstörungen, Bericht 1. Internationaler Rytmonorm-Kongreß Springer-Verlag Berlin Heidelberg New York
79. Moss AJ, Schwartz PJ (1979) Sudden death and the idiopathic long QT-Syndrome. Am J Med 66: 6
80. Naumann d'Alnoncourt A (1981) Pathophysiology of ventricular arrhythmias with special reference to late depolarisations. In: Hombach W, Hilger H (eds) Signal averaging technique in clinical cardiology. Schattauer, Stuttgart New York
81. Newman BJ et al. (1966) Prog Cardiovasc Dis 9: 147
82. Noble D (1975) The inhibition of the heart rate. Clarendon Press, Oxford
EKG, 11 Aufl Karger, Basel München Paris London New York Sydney
68. Lewis S et al. (1979) Significance of the site of origin of premature ventricular contractions. Am Heart J 97: 159
69. Lie KJ, Wellens H (1974) Characteristics and predictability of primary ventricular fibrillation. Eur J Cardiol 1: 379
70. Lown B (1960) Digitalis and atrial tachycardia with block. N Engl Med 260: 301
70a. Lown B, Wolf M (1971) Approaches to sudden death from coronary heart disease. Circulation, Vol XLIV, July
71. Lüderitz B (1982) Herzrhythmusstörungen beim Schock. Internist 23: 425
72. Lüderitz B (1981) Therapie der Herzrhythmusstörungen. Springer, Berlin Heidelberg New York
73. Lüderitz B (1976) Syndrom des kranken Sinusknotens. Monatskurse Ärztl Fortbld 26, 2 (12): 329
74. Lüderitz B (1979) Zur Arrhythmiegenese bei akutem Miokardinfarkt. Herz/Kreisl 11 (4): 165
75. Mandel W et al. (1971) Lown-Ganong-Levine-Syndrome. Circulation 44: 696
76. Manning GW et al. (1968) Electrocardiography differentiation between ventricular ectopic beats from subjects with normal and disease heart. Acta Cardiol (Brux) 23: 462
77. Mathews CE et al. (1972) QT-Prolongation and ventricular arrhythmias with and without deafness in the same family. Am J Cardiol 29: 702
78. Mickelson EL, Dreifus LS (1982) Elektrophysiologie des Herzens und Ischämie. In: Sandorama 2, 1982
78a. Morganroth J (1983) Identifizierung von Patienten mit großem Risi-

83. Nowak FG, Neuss H (1974) Verhalten der AV-Überleitung unter Frequenzbelastung bei Patienten mit kurzer PQ-Zeit. Verh Dtsch Ges Kreislaufforsch 40: 406
84. Olley PM, Fowler RS (1970) The surdo-cardiac-syndrome and therapeutic observations. Br Heart J 32: 467
86. Rosenbaum MB (1969) Classification of ventricular extrasystoles according to form. J Electrocardiol 2: 289
87. Rubin DA, Herman W (1980) Re-entry: the anatomy of arrhythmias. Med Educ Progr Ltd, Connecticut, 1976
88. Rupp M et al. (1972) Untersuchungen über das Vorkommen des Rechtsschenkelblocks bei gleichzeitigem Auftreten eines linken anterioren Hemiblocks als Vorstadium des totalen AV-Blocks. Med Welt 23 (48): 1789
89. Ruser HR (1978) 3. Mitteilung: Pathogenese und Behandlung des QT-Syndroms. Herz/Kreisl 10: 432
90. Ruser HR (1979) QT- bzw. Pseudohypokaliämie-Syndrom. Z Kreislaufforsch 60: 752
91. Seipel L, Breithardt G (1976) Das Syndrom der kurzen PQ-Zeit mit normalem QRS-Komplex (LGL-Syndrom). Med Klin 71 (38): 1525
92. Slama L et al. (1973) Arch Mal Coeur 66: 1401
93. So CS (1975) Kurze PQ-Zeit unter besonderer Berücksichtigung des Lown-Ganong-Levine-Syndroms. MMW 117: 495
94. Spang K (1957) Rhythmusstörungen des Herzens. Thieme, Stuttgart
95. Spear JF et al. (1979) Cellular electrophysiology of human myocardial infarction. Abnormalities of cellular activation. Circulation 59: 740
96. Spurell RAJ (1973) Ventricular tachycardia in 4 patients evaluated by programs electrical stimulation of heart and treated in 2 patients by surgical division of anterior radiation of left bundle branch.
97. Storstein O, Rasmussen K (1974) Digitalis and atrial tachycardia with block. Br Heart J 36: 171
98. Scherf D, Schott A (1973) The localisation of the site of origin and the speed of the extrasystoles. In: Extrasystoles and allied arrhythmias, 2nd edn, Year Book Med Publ, Chicago, p 529
99. Schoeneberger A et al. (1981) QT-Syndrom, ohne QT-Verlängerung. Klin Wochenschr 59: 281
100. Schmidt J (1973) Auffällige Herzrhythmen bei Sportlern. Intern Prax 13: 7
101. Schröder R (1974) Diagnostik und Therapie von vitalbedrohlichen Rhythmusstörungen als Ursache eines kardiogenen Schocks. Therapiewoche 24 (33): 3395

102. Schwartz PJ et al. (1975) The long QT-Syndrome. Am Heart J 89: 378
103. Thind GS et al. (1971) Ventricular aneurysmectomy on the treatment of recurrent ventricular tachyarrhythmias. Am J Cardiol 27: 690
104. Thormann J et al. (1977) Diagnostik des Sinusknoten-Syndroms. DMW 15: 575 und 15: 577
105. Thorspecken R, Hassenstein P (1975) Rhythmusstörungen des Herzens. Thieme, Stuttgart New York
106. Vallbracht CH (1982) QT-Syndrom mit Asystolie. Inn Med 9: 23
107. Weber H et al. (1981) Neue Erkenntnisse in der Pathogenese des verlängerten QT-Syndroms mit synkopalen Anfällen. Intrakardiale Ableitungen während programmierter Vorhofstimulation bei 4 Patienten. Z Kardiol 70: 131
108. Witt AL, Rosen MR (1981) Cellular electrophysiology of cardiac arrhythmias, Part I: Arrhythmias caused by abnormal impulse generation. Mod Concepts Cardiovasc Dis 50: 1
109. Witt AL, Rosen MR (1981) Cellular electrophysiology of cardiac arrhythmias, Part II: Arrhythmias caused by abnormal impulse conduction. Mod Concepts Cardiovasc Dis 50: 7
110. Witt AL, Cranefield PF (1972) Circ Res 30: 11
111. Zilcher H et al. (1980) Torsades de pointes: Occurrence in myocardial ischemia as a separate entity. Multiform tachycardia or not? Eur Heart J 1: 63

Herzrhythmusstörungen

Herausgeber: **B. Lüderitz**

1983. 410 Abbildungen, 106 Tabellen.
XXVI, 1151 Seiten
(Handbuch der inneren Medizin, Band 9, Teil 1
5., völlig neu bearbeitete und erweiterte Auflage)
Gebunden DM 320,-
Subskriptionspreis Gebunden DM 256,-
(Der Subskriptionspreis gilt bei Verpflichtung zur Abnahme aller Teilbände bis zum Erscheinen des letzten Teilbandes von Band 9)
ISBN 3-540-12079-3

Inhaltsverzeichnis: Anatomie und pathologische Anatomie des spezifischen Reizbildungs- und Erregungsleitungssystems sowie des kontraktilen Myokards. – Pathophysiologische Grundlagen. – Elektrophysiologie und Pharmakologie antiarrhythmischer Substanzen. – Differentialdiagnose der Herzrhythmusstörungen. – Medikamentöse Therapie kardialer Rhythmusstörungen. – Elektrotherapie von Herzrhythmusstörungen.

Ein Kollegium jüngerer, aktiv in der experimentellen und klinischen Forschung stehender Autoren hat unter bewußtem Verzicht auf eine allumfassende Darstellung des Themas das grundsätzlich Wichtige und Neue auf dem Gebiet der Herzrhythmusstörungen in diesem Band zusammengetragen. Dabei wurde der Wissensstoff im Hinblick auf die Belange der inneren Medizin kritisch geordnet und bewertet mit dem Ziel einer pathophysiologisch begründeten Differentialdiagnostik und Differentialtherapie. Die themenbezogene Darstellung von Anatomie, Pathophysiologie, Pharmakologie, Diagnostik und Therapie – einschließlich medikamentöser, elektrischer und operativer Behandlungsverfahren – ermöglicht es dem Leser, auch die neuesten Entwicklungen der Rhythmologie zu beurteilen und ihren Stellenwert für die praktisch-klinische Tätigkeit zu erkennen. Die Autoren – klinische Kardiologen, Morphologen, Physiologen und Pharmakologen – vermitteln den jeweils letzten und gültigen Kenntnisstand auf ihrem Gebiet. Das Konzept des Buches ist über die Bedeutung eines Nachschlagewerkes hinaus besonders auf die praktische Nutzanwendung in Praxis und Klinik ausgerichtet.

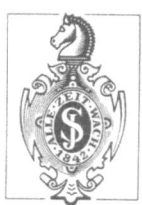

Springer-Verlag
Berlin
Heidelberg
New York
Tokyo

Koronare Herzkrankheit I

Fragen – Antworten

Zusammengestellt und bearbeitet von **F. Sesto**
1983. 13 Abbildungen. XII, 76 Seiten
DM 12,80. ISBN 3-540-12649-X

In Form von gezielten praxisbezogenen Fragen und Antworten zum Thema „Koronare Herzkrankheit" werden in Teil I die Pathophysiologie und Klinik der koronaren Herzkrankheit, im später folgenden Teil II vorwiegend klinisch-therapeutische Gesichtspunkte behandelt.
Mit diesem Kompendium erhält der niedergelassene kardiologisch interessierte Arzt und der Student in den klinischen Semestern zu den Fragen praxisgerechte Antworten, bei denen die üblichen diagnostischen Möglichkeiten des niedergelassenen Arztes Berücksichtigung finden.
Das Buch bietet eine umfassende Hilfestellung für konkrete Probleme, die im Zusammenhang mit den Anwendungsmöglichkeiten, Indikationseinschränkungen und Kontraindikationen einer Therapie der koronaren Herzkrankheit entstehen.

B. Lüderitz

Elektrische Stimulation des Herzens

Diagnostik und Therapie kardialer Rhythmusstörungen

Unter Mitarbeit von D. W. Fleischmann, C. Naumann d'Alnoncourt, M. Schlepper, L. Seipel, G. Steinbeck
Korrigierter Nachdruck. 1980. 229 Abbildungen, 46 Tabellen. XI, 398 Seiten
Gebunden DM 78,–. ISBN 3-540-09164-5

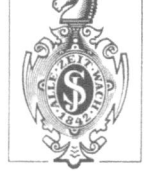

Springer-Verlag
Berlin
Heidelberg
New York
Tokyo

Ventrikuläre Herzrhythmusstörungen

Pathophysiologie – Klinik – Therapie

Herausgeber: **B. Lüderitz**
1981. 149 Abbildungen. XV, 459 Seiten
Gebunden DM 98,–. ISBN 3-540-10553-0

MIX
Papier aus verantwortungsvollen Quellen
Paper from responsible sources
FSC® C105338

If you have any concerns about our products,
you can contact us on
ProductSafety@springernature.com
In case Publisher is established outside the EU,
the EU authorized representative is:
**Springer Nature Customer Service Center GmbH
Europaplatz 3, 69115 Heidelberg, Germany**

Printed by Libri Plureos GmbH
in Hamburg, Germany